四川省预防医学会

生命之源
——卵巢

/主编/
龚衍　孔旭梅　秦娟

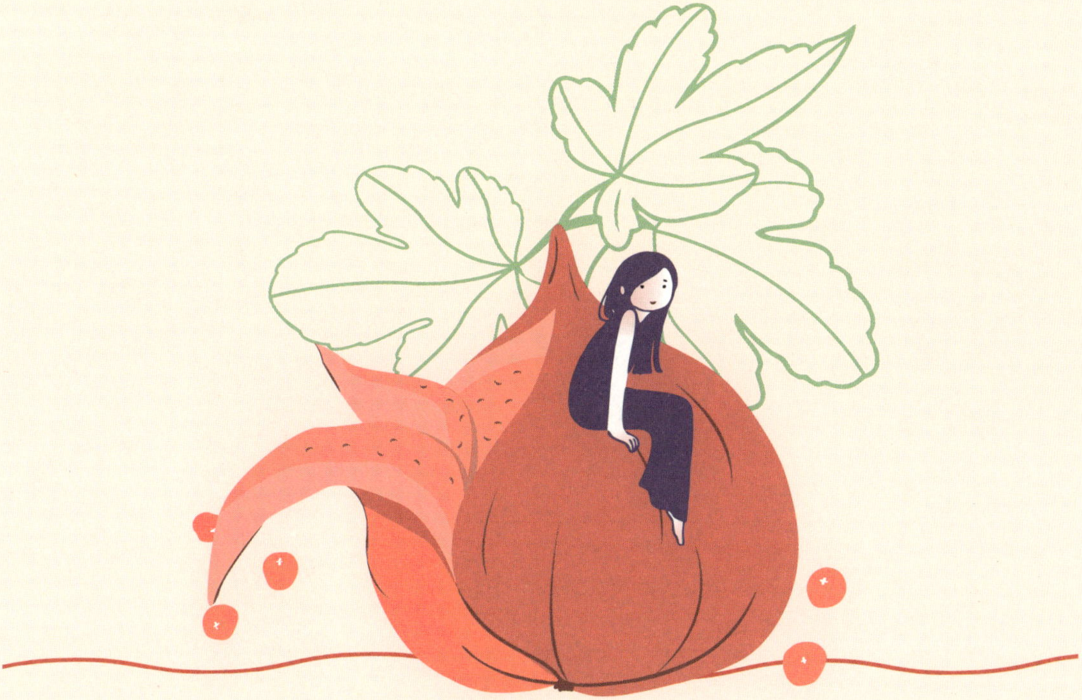

四川大学出版社
SICHUAN UNIVERSITY PRESS

图书在版编目（CIP）数据

生命之源——卵巢 / 龚衍，孔旭梅，秦娟主编.
成都：四川大学出版社，2024.12. --（生殖健康系列
）. -- ISBN 978-7-5690-7562-5
Ⅰ. R711.75
中国国家版本馆CIP数据核字第20253T51S8号

书　　名：	生命之源——卵巢
	Shengming zhi Yuan——Luanchao
主　　编：	龚　衍　孔旭梅　秦　娟
丛 书 名：	生殖健康系列

选题策划：	邱小平　许　奕
责任编辑：	倪德君
责任校对：	张　澄
装帧设计：	墨创文化　龚　衍
责任印制：	李金兰

出版发行：	四川大学出版社有限责任公司
地　址：	成都市一环路南一段24号（610065）
电　话：	（028）85408311（发行部）、85400276（总编室）
电子邮箱：	scupress@vip.163.com
网　址：	https://press.scu.edu.cn
印前制作：	四川胜翔数码印务设计有限公司
印刷装订：	四川煤田地质制图印务有限责任公司

成品尺寸：	170mm×240mm
印　　张：	9.5
字　　数：	174千字
版　　次：	2025年3月 第1版
印　　次：	2025年3月 第1次印刷
定　　价：	48.00元

本社图书如有印装质量问题，请联系发行部调换

■版权所有◆侵权必究

扫码获取数字资源

四川大学出版社
微信公众号

编委会

主　编：龚　衍（四川省妇女儿童医院）
　　　　孔旭梅（四川省妇女儿童医院）
　　　　秦　娟（四川省妇女儿童医院）
编　者（按姓氏笔画排序）：
　　　　万德花（成都市妇女儿童中心医院）
　　　　王　丽（四川省妇女儿童医院）
　　　　王莉莉（四川锦欣西囡妇女儿童医院）
　　　　尹　雁（四川省妇女儿童医院）
　　　　卢晓红（成都市第五人民医院）
　　　　叶　琳（四川省妇女儿童医院）
　　　　闫　梅（四川省妇女儿童医院）
　　　　吴　洋（四川省妇女儿童医院）
　　　　何丽冰（四川省妇女儿童医院）
　　　　余　孪（四川省妇女儿童医院）
　　　　张亚南（四川省妇女儿童医院）
　　　　陈福锐（四川锦欣西囡妇女儿童医院）
　　　　袁东智（四川大学华西基础医学与法医学院）
　　　　聂　莉（四川大学华西基础医学与法医学院）
　　　　栾宗桧（四川省妇女儿童医院）
　　　　黄天红（四川省妇女儿童医院）
　　　　梁梅玉（四川省妇女儿童医院）
　　　　魏家静（四川省妇女儿童医院）

序　言

卵巢深藏于女性盆腔内，体表不可见、不可触，却肩负着孕育生命的重任，是"生命之源"。女性依靠卵巢排出的卵母细胞来孕育下一代，卵巢功能的健全与子代的健康孕育息息相关。卵巢还掌控着子宫、阴道等器官的休养生息，子宫内膜每个月周期性脱落形成月经的过程，就离不开卵巢的激素调节。除此之外，卵巢还影响着骨骼的强健、心脑血管及乳腺的健康。卵巢这一器官对女性全生命周期的意义不言而喻。

但是，卵巢相关专业知识晦涩难懂，大众对卵巢健康和疾病知之甚少，甚至存在众多误区。喝豆浆真的能挽救衰老的卵巢吗？不来月经，医生说我是"多囊"，为什么还会容易长胡子和痤疮？绝经了，但是卵巢还在，是不是还可以生孩子？卵巢巧克力囊肿，是卵巢在生产巧克力吗？做试管婴儿，是不是一定可以生双胞胎？畸胎瘤是什么，是卵巢上长了个胎儿吗？

面对众多有关卵巢的误区，本书《生命之源——卵巢》应运而生。本书由生殖医学、医学遗传学、生殖生理学、妇女保健专业人员共同编写。围绕卵巢这一主题，用通俗易懂的语言，以医患沟通为引，全面介绍卵巢内分泌功能，卵泡发育，生殖内分泌疾病、肿瘤等的诊断和治疗，卵巢生育力保存等。作者们在详细阐述每个话题后,还精心编写了"顺口溜"来总结核心内容,方便读者记忆和传播。本书具有科学性、艺术性、趣味性和实用性,希望通过普及卵巢健康知识,引起大众对生育力的重视,促进女性生殖健康。

北京大学第三人民医院

声 明

医学技术的发展日新月异,随着研究成果和临床经验的积累,对疾病的认识和治疗措施不断加深和进步。特别提示,本书中所提到的相关疾病的病因、治疗方法、药物及不良反应并非适用于所有人,每个人的情况不尽相同,请务必在医生的指导下进行检查和治疗,切勿自行检查和治疗。

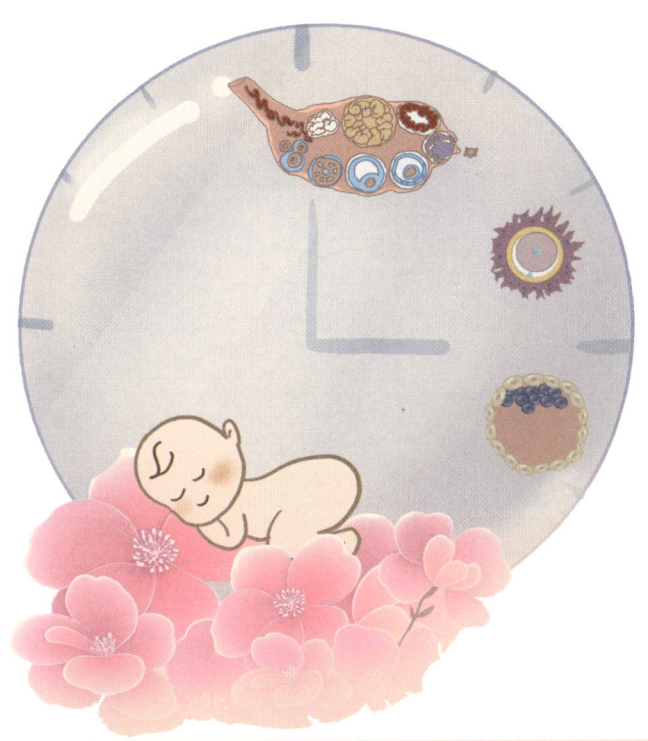

目　录
CONTENTS

一 卵泡成长记………/ 1

（一）50岁了，还能圆"二胎梦"吗？………/ 3

（二）卵子遭遇"塑料危机"！………/ 6

（三）卵泡发育：一场"事关生死"的比赛………/ 9

（四）促排卵实现双胎梦：真的那么简单吗？………/ 12

（五）促排卵：卵子质量的救星？………/ 16

（六）揭秘试管婴儿的超排卵之旅………/ 18

（七）超排卵方案，如何选对不选贵？………/ 20

（八）警惕！卵巢过度刺激综合征来袭………/ 23

二 卵巢健康大揭秘………/ 27

（一）抗米勒管激素：卵巢储备功能的密码………/ 29

（二）性激素六项：卵巢功能的晴雨表………/ 32

（三）抑制素B：卵巢健康的主要指标………/ 35

三 多囊卵巢综合征的烦恼………/ 39

（一）卵泡多≠多囊卵巢综合征！………/ 41

（二）抽血还要喝糖水？揭秘糖耐量测试………/ 44

（三）女生长胡子：多囊卵巢综合征在作怪？………/ 47

（四）瘦子也会得多囊卵巢综合征吗？………/ 49

（五）多囊卵巢综合征来袭，我该怎么办？………/ 51

（六）卵巢打孔术，你听说过吗？………/ 55

四 卵巢储备功能减退的应对………/ 57

（一）卵巢储备功能减退与卵巢低反应，别再傻傻分不清………/ 59

（二）拯救卵巢，从了解开始………/ 63

（三）蜂蜜、豆浆是卵巢的"青春秘籍"？………/ 66

1

（四）月经量少：绝经的前奏？………/ 68
（五）室友竟从未来过月经？揭开原发性闭经的谜团………/ 71

五 卵泡未破裂黄素化综合征：鲜为人知的挑战………/ 75
（一）卵泡不破？这事儿还真有！………/ 77
（二）卵泡不破，生育之路就堵了吗？………/ 80

六 卵巢子宫内膜异位症：巧克力囊肿的真相………/ 83
（一）卵巢巧克力囊肿与巧克力有关系吗？………/ 85
（二）得了卵巢巧克力囊肿该怎么办？………/ 88

七 围绝经期的必修课………/ 91
（一）更年期，女性的必经之路………/ 93
（二）绝经年龄的秘密………/ 96
（三）无症状更年期：真的可以高枕无忧吗？………/ 99

八 卵巢遗传学的奥秘………/ 103
（一）身高150cm：遗传的挑战………/ 105
（二）30多岁就绝经？卵巢功能早衰的真相………/ 108

九 卵巢肿瘤：警惕这些信号………/ 111
（一）畸胎瘤：卵巢上的不速之客………/ 113
（二）甲胎蛋白升高，小心卵巢肿瘤来袭！………/ 116

十 生育力保卫战………/ 119
（一）得了卵巢肿瘤，生育梦就破灭了吗？………/ 121
（二）卵子冷冻：生育力的"时光机"………/ 124
（三）卵巢组织冷冻：保存生育力的新选择………/ 127

十一 卵巢其他疾病：不可忽视的警示………/ 131
（一）卵巢也能"怀孕"？揭秘卵巢妊娠………/ 133
（二）卵巢囊肿蒂扭转：卵巢的杀手………/ 136
（三）黄体破裂：运动中的隐形风险………/ 138

中英文名词对照表………/ 141

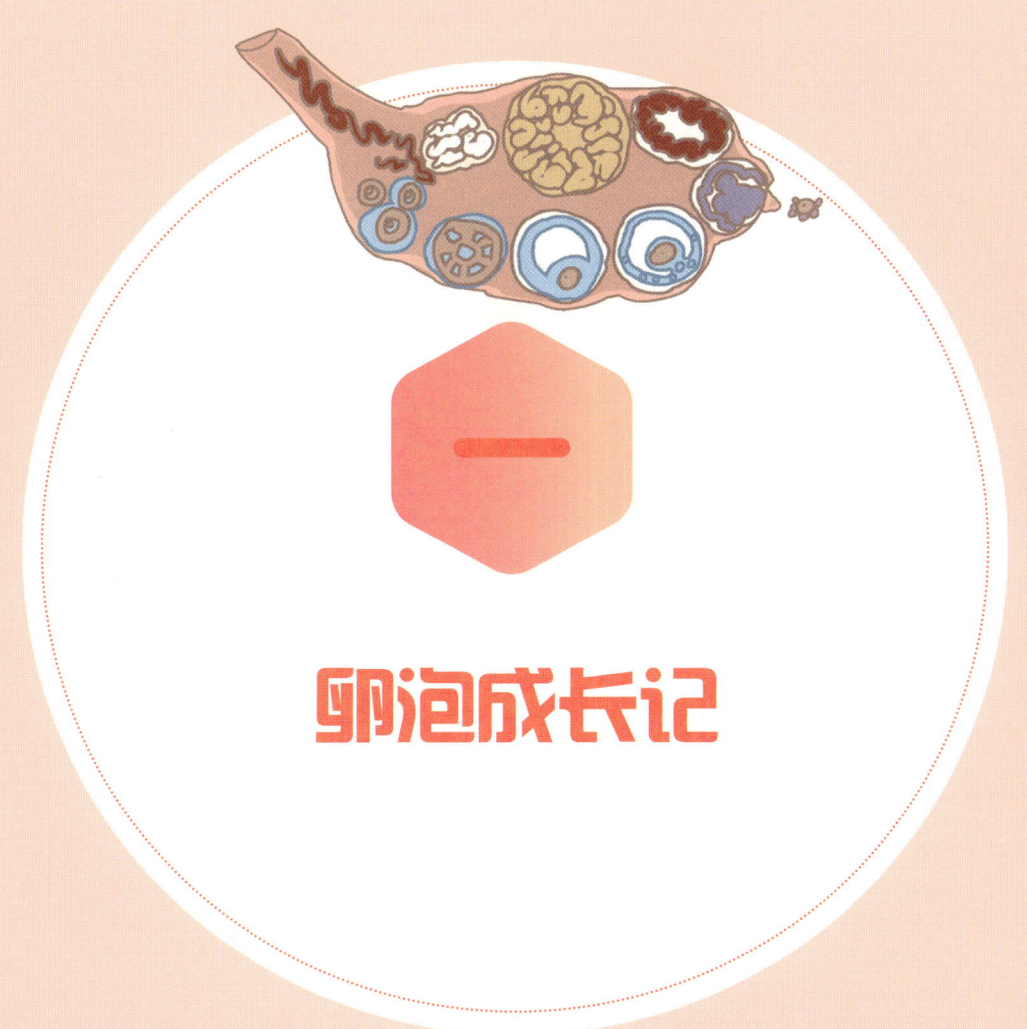

（一）50岁了，还能圆"二胎梦"吗？

小美妈妈："医生，我女儿小美常年在外地工作，我们老两口感到很寂寞。我今年50岁了，想生二胎可以吗？"

医生："50岁了，那恐怕有些困难了！"

小美妈妈："我看网上说有人50岁，甚至60岁还生小孩，为什么她们还能生呢？"

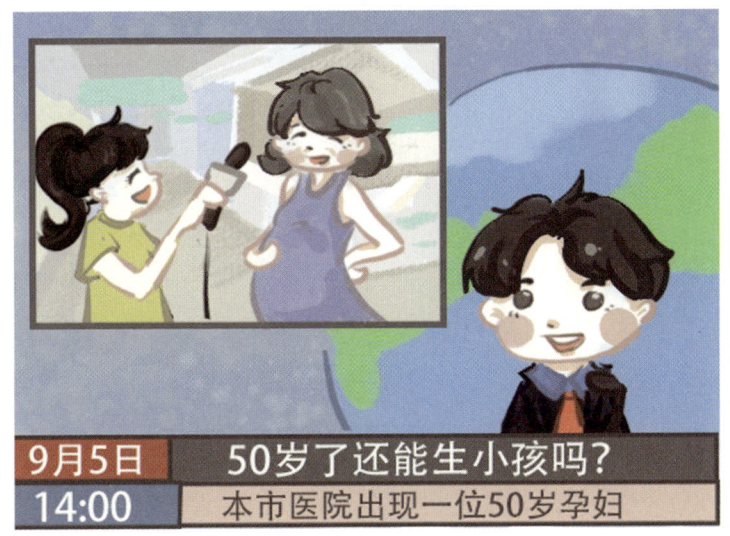

图1 新闻报道：50岁的孕妇

目前，备孕和生育女性中高龄女性（一般指年龄≥35岁的女性）占比越来越高。不管是初次生育还是再次生育，高龄女性都可能面临生育力下降的困扰，尽管未采取避孕措施，去医院检查也未发现异常，但就是不容易怀孕，这是为什么呢？

这就必须聊聊卵巢储备功能了。

卵巢是女性生殖系统的重要器官。卵泡是卵巢的基本结构和功能单位，具有产生卵子和分泌性激素的功能。

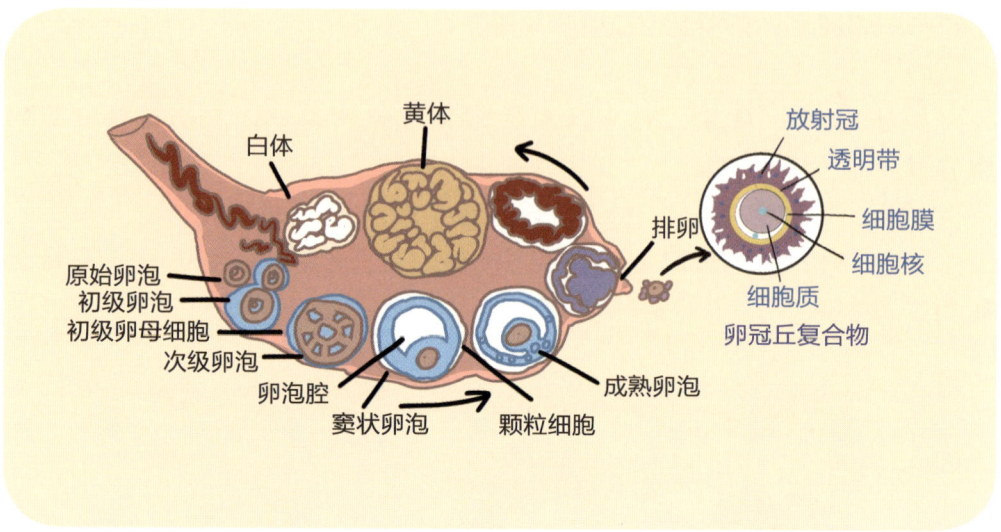

图2 卵巢及各级卵泡发育

1. 什么是卵巢储备？

卵巢储备指卵巢中原始卵泡的数量，俗称"种子库"。原始卵泡的数量与女性一生中所能排出的卵子数量密切相关，直接影响女性生育力。原始卵泡数在胎龄5个月时最多，约700万个，此后原始卵泡会陆续发生退化、闭锁，到出生时减少到200万个左右，青春期后仅剩下约40万个。性成熟后，卵泡继续退化、闭锁，正常女性每个月会有一个卵泡成熟、排卵。因此卵泡的命运是成熟、排卵，或者退化、闭锁。

目前认为卵巢中的原始卵泡是无法再生和增多的。因此，随着年龄增长，卵巢储备功能必然减退，并且不可逆。即使出生时卵巢中有大量卵泡，但女性一生中仅有400～500个卵泡可发育成熟并排卵。400～500个，可要好好珍惜哟！

2. 卵巢储备功能与生育力的关系

一般情况下，卵巢储备功能越好，女性生育力就越强。相反，如果卵巢储备功能减退（decreased ovarian reserve，DOR），女性生育力也会相应减弱。卵泡数量随着年龄增长持续减少，并且不可逆，所以高龄女性的生育力也明显减弱。

3. 如何评估卵巢储备功能？

临床上，我们通过查血清中基础性激素（也就是月经期查激素）、抗米勒管激素（anti-Müllerian hormone，AMH）、抑制素B（inhibin B，INHB）水平，以及通过超声计数卵巢窦状卵泡等，进行综合评估。小伙伴们注意了，我们后面会详细介绍评估卵巢储备功能的方法。

绝经是女性卵巢储备功能耗竭的表现。我国女性平均绝经年龄是48～52岁，因此，50岁的女性绝大多数都已绝经。所以，50岁的小美妈妈不太可能自然怀孕。而且，就算小美妈妈还没有绝经，卵巢储备功能还存在，但是卵子质量也会随着年龄的增长而下降。如果在这个阶段卵子与精子结合形成胚胎，染色体数目异常、非整倍体发生率会增加，从而导致流产等风险增加。

最后，小美妈妈即使非常幸运地在50岁高龄生育了，还要面临一系列的问题：自己的健康状况、精力、体力等，是否能抚养、教育孩子，是否能陪伴孩子成长到成年、独立生活。这些都是高龄人群备孕前需要充分考虑的。

卵泡尤珍贵，生娃要趁早。
孕育顺天意，保养才有效。

参考文献

[1] 王庭槐. 生理学 [M]. 9版. 北京：人民卫生出版社，2018.

[2] 谢幸，孔北华，段涛. 妇产科学 [M]. 9版. 北京：人民卫生出版社，2018.

[3] 杨增明，孙青原，夏国良. 生殖生物学 [M]. 2版. 北京：科学出版社，2019.

[4] 戴佳旸，孔祥. 高龄产妇妊娠研究进展 [J]. 护理研究，2023，37（2）：277-279.

[5] Moolhuijsen L M E, Visser J A. Anti-Müllerian hormone and ovarian reserve: update on sssessing ovarian function [J]. J Clin Endocrinol Metab, 2020, 105（11）：3361-3373.

（袁东智　聂莉）

（二）卵子遭遇"塑料危机"！

这一天，电视上播放了这样一则新闻：2024年2月26日，第六届联合国环境大会全面介绍了环境污染物——农药、塑料，以及全氟和多氟烷基物质，警示该类物质可能与全球健康问题的加剧有关……

小美赶紧给闺蜜小丽打电话："你去医院检查不是发现卵子有问题吗？我看到新闻里说塑料对健康有害，你上大学的时候天天吃外卖，我怀疑是不是塑料影响了你的卵子质量……"

第二天，小美和小丽一起来到医生诊室，希望可以找到答案。

讲到塑料，那就让我们一起来看看大部分塑料制品的双酚A（bisphenol A，BPA）对女性生殖系统中卵泡初始募集的影响吧。

1. 先来了解一下卵泡初始募集

女性卵巢中的原始卵泡发育完成后，将面临三种不同的选择：

（1）保持休眠状态，最长可持续50年以上。

（2）在休眠状态中直接死亡，导致卵巢储备功能减退，与卵巢衰老直接相关。

（3）激活后进入下一阶段，称为卵泡初始募集，即原始卵泡激活发育为初级卵泡的过程。

卵泡初始募集是一个漫长的发育阶段，这个时期卵泡的生长非常缓慢，至少需要十几年的时间才能从原始卵泡发育为初级卵泡。卵泡初始募集不依赖卵泡刺激素（follicle-stimulating hormone，FSH），其生长阶段主要受卵巢微环境中的激素、生长因子及转录因子等调控。

2. 什么是双酚A？

双酚A又称二酚基丙烷，是世界上年产量极大的化学制品之一，主要用于生产塑料和树脂。这些材料广泛用于制作食品和饮料容器的内衬等日用品。双酚A与雌激素结构相似，能够模拟雌激素的作用，因此被归类为内分泌干扰物。双酚

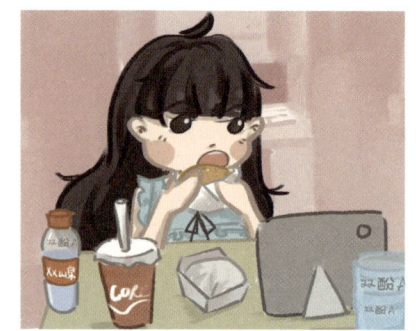

图3 双酚A广泛存在于日用品中

A在环境中无处不在，人类接触双酚A的主要途径包括经口摄入、呼吸道吸入和皮肤吸收。

3. 双酚A对卵泡有什么影响？

动物实验发现双酚A可导致原始卵泡过多激活，从而促进原始卵泡过度启动募集和生长，减退卵巢储备功能。双酚A还可加速卵巢颗粒细胞凋亡，降低卵泡液中抗米勒管激素水平，加速卵泡耗竭，诱导卵泡闭锁。总之，双酚A可以从多个方面引起早发性卵巢功能不全（premature ovarian insufficiency，POI）等女性生殖系统疾病。

4. 如何避免摄入双酚A？

在日常生活中，我们可以通过以下措施减少双酚A的摄入。
（1）使用不含双酚A的日用品，如玻璃或不锈钢材质容器。
（2）避免使用塑料容器加热食品或饮料，高温可导致双酚A从塑料中释放。
（3）接触含有双酚A的购物小票等后注意洗手。
（4）尽量购买新鲜食品而非罐装食品，因为罐装食品可能含有双酚A。

卵泡的初始募集是女性生殖周期的关键步骤，而双酚A作为一种环境中的内分泌干扰物，会对这一过程产生不利影响。所以对于卵子来说，双酚A是一场"塑料危机"！采取适当的预防措施可以减少双酚A摄入，保护卵巢储备功能，促进生殖健康。

双酚A应用广，树脂塑料含不少。
消耗卵泡静悄悄，卵巢功能受干扰。
留意容器少加热，远离污染更美好。

参考文献

[1] 邓美香，石一柱，冯兰青. 内分泌干扰物对女性生育力和辅助生殖技术结局的影响[J]. 国际生殖健康/计划生育杂志，2023，42（4）：304-309.

[2] 陈宝红，唐露，袁东智，等. 双酚A对原始卵泡池动态变化影响机制的研究进展[J/OL]. 中华妇幼临床医学杂志（电子版），2017，13（5）：601-605.

[3] 杨增明，孙青原，夏国良. 生殖生物学[M]. 2版. 北京：科学出版社，2019.

[4] Reincke M，Arlt W，Damdimopoulou P，et al. Endocrine disrupting chemicals are a threat to hormone health：A commentary on behalf of the ESE[J]. Nat Rev Endocrinol，2024，20（4）：187-188.

[5] Rochester J R. Bisphenol A and human health：A review of the literature[J]. Reprod Toxicol，2013，42：132-155.

（袁东智　聂莉）

一 卵泡成长记

（三）卵泡发育：一场"事关生死"的比赛

女性的卵巢中有大量的卵泡，每个卵泡中含有一个卵子，卵子和精子结合为胚胎，诞生新生命。那么卵泡发育是个怎样的过程呢？

1. 卵泡发育阶段赛

在每个月经周期，女性卵巢中都会有几十个次级卵泡或小窦状卵泡进入高度依赖卵泡刺激素的快速生长阶段，这一过程称为募集，可以理解为这些卵泡或小窦状卵泡进入"预赛圈"。

约在月经周期的第7天，募集的这些卵泡中，一般只有一个对卵泡刺激素水平要求最低的卵泡发育为优势卵泡（一般指超声下平均直径1cm的卵泡），其余对卵泡刺激素水平要求较高的卵泡则逐渐退化、闭锁。这种现象称为优势化，也称为"选择"，可以理解为这个优势卵泡进入了"决赛圈"。

这个优势卵泡继续发育成熟，最终排卵，相当于成为这场"卵泡发育阶段赛"的冠军。至此，这个月经周期的"卵泡发育阶段赛"完满结束。育龄女性的每个月经周期都在周而复始地进行着"卵泡发育阶段赛"。

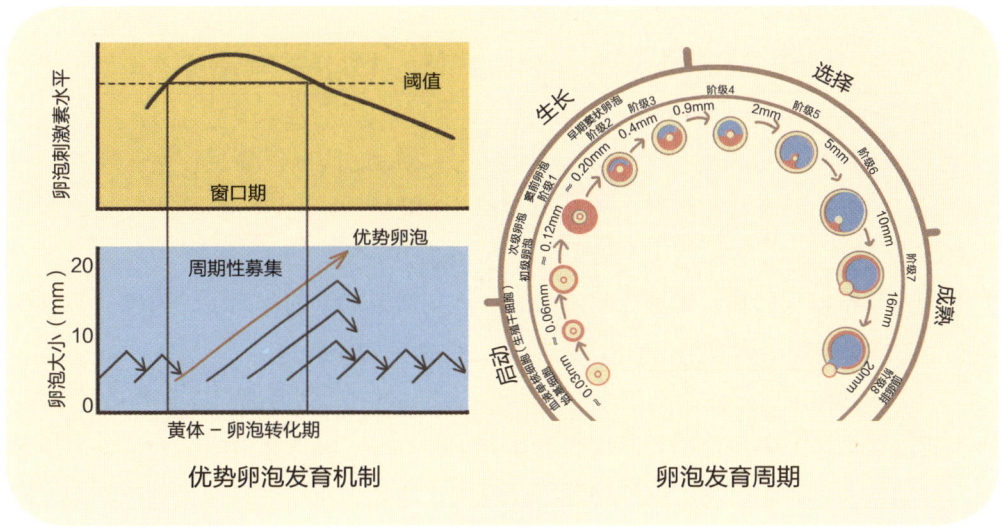

图4 卵泡发育阶段赛

2. 为什么每次只有一位"冠军"?

这是因为存在"卵泡刺激素阈值",即卵泡生长发育所需的卵泡刺激素的最小浓度。

卵泡募集后,随着卵泡发育,血液中雌二醇(estradiol, E_2)浓度逐渐升高,抑制卵泡刺激素分泌,导致血液中卵泡刺激素水平下降。进入"预赛圈"的卵泡中,有一个卵泡对卵泡刺激素水平的要求最低(即对卵泡刺激素的敏感性最高),卵泡刺激素水平下降不会抑制这个卵泡继续发育,最后它就成为优势卵泡。而其余对卵泡刺激素水平要求较高的卵泡无法继续生长发育,最终逐渐退化、闭锁。所以每个月经周期只会有一个卵泡成熟、排卵。

也有一种例外情况,体外受精-胚胎移植(*in vitro* fertilization and embryo transfer, IVF-ET,也就是俗称的试管婴儿)的过程中,需要进行超排卵,就是人为给予大剂量的外源性卵泡刺激素,维持血液中卵泡刺激素持续处于较高水平,从而促进多个卵泡发育。相关内容我们会在后面详细介绍。

3. 不同阶段的卵泡是否名称不同?

是的,一个月经周期中,卵泡按照发育阶段有4个名称,分别为始基卵泡、窦前卵泡、窦状卵泡和成熟卵泡。

(1)始基卵泡:又称原始卵泡,由一个停留于减数分裂双线期的次级卵母细胞及环绕周围的单层梭形前颗粒细胞层组成。

(2)窦前卵泡:原始卵泡的前颗粒细胞分化后进行有丝分裂,首先发育为初级卵泡。当初级卵母细胞颗粒细胞层增至6~8层时,卵泡进一步增大,形成次级卵泡。

(3)窦状卵泡:颗粒细胞在雌激素和卵泡刺激素的共同作用下,增殖并分泌卵泡液,形成卵泡腔,卵泡直径增大至500μm,称为窦状卵泡。

(4)成熟卵泡:又称为格拉夫卵泡(Graafian follicle),是卵泡发育的最后阶段。卵泡液急骤增加,卵泡腔增大,直径可达18~23mm。成熟卵泡的结构从外向内依次为卵泡外膜、卵泡内膜、颗粒细胞、卵泡腔、卵丘(卵丘含有卵丘颗粒细胞、卵母细胞、透明带及放射冠)。

一　卵泡成长记

卵泡发育路漫漫，命运曲折又多舛。
成熟卵泡万挑一，姐妹们要多珍惜！

参考文献

［1］王庭槐.生理学［M］.9版.北京：人民卫生出版社，2018.

［2］谢幸，孔北华，段涛.妇产科学［M］.9版.北京：人民卫生出版社，2018.

［3］孙莹璞，相文佩.人类卵子学［M］.北京：人民卫生出版社，2018.

［4］Tanbo T，Mellembakken J，Bjercke S，et al. Ovulation induction in polycystic ovary syndrome［J］. Acta Obstet Gynecol Scand，2018，97（10）：1162-1167.

（袁东智　聂莉）

生命之源——卵巢

（四）促排卵实现双胎梦：真的那么简单吗？

小美："医生，我想一次生两个宝宝，可以给我促排卵吗？"

医生："双胎妊娠风险比较大……"

小美："我知道生双胎的风险，我就是想一次生两个，最好是龙凤胎！"

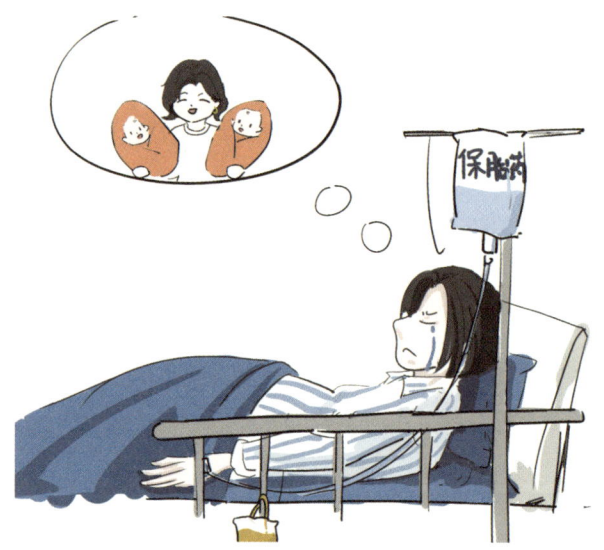

图5　合并妊娠期并发症的双胎孕妇

很多年轻人喜欢双胎，甚至有个别小夫妻想通过促排卵怀上双胎。那么，这样做到底好不好呢？

1. 什么是促排卵？

促排卵包括诱导排卵（ovulation induction，OI）和控制性卵巢刺激（controlled ovarian stimulation，COS）。诱导排卵指模拟正常的卵泡发育周期，采用药物促进单个卵泡生长发育、成熟和排卵，目的是帮助女性自然受孕。控制性卵巢刺激又称超排卵，是试管婴儿治疗过程中，为了得到多个卵子，采用药物促进多个卵泡发育。我们这里要讲的是诱导排卵，超排卵在后面会有详细介绍。

2. 哪些女性需要诱导排卵？

有生育要求，但不排卵或者卵泡发育缓慢的女性适合诱导排卵，如多囊卵巢综合征（polycystic ovary syndrome，PCOS）、下丘脑–垂体性排卵障碍的女性。人工授精治疗期间、不明原因不孕、轻型子宫内膜异位症的女性也适合诱导排卵。

而月经规律、排卵正常的女性，或者虽然有排卵问题但无生育需求的女性，无需诱导排卵。

注意，这些情况不适合进行诱导排卵：卵巢功能早衰（premature ovarian failure，POF）、无子宫、双侧输卵管阻塞、急性盆腔炎，以及丈夫无精子产生等。

3. 诱导排卵的药物有哪些？

诱导排卵的药物可以分为四类。

（1）抗雌激素类药物：氯米芬。

（2）芳香化酶抑制剂类药物：来曲唑。

（3）促性腺激素类药物：卵泡刺激素、促黄体生成素（luteinizing hormone，LH）。

（4）促性腺激素释放激素（gonadotropin-releasing hormone，GnRH）类似物：促性腺激素释放激素激动剂、促性腺激素释放激素拮抗剂。

诱导排卵时，一般选择抗雌激素类药物或芳香化酶抑制剂类药物，如果没有优势卵泡发育，还会使用小剂量的促性腺激素类药物。促性腺激素释放激素类似物一般不在诱导排卵时使用，而是在超排卵时使用。

4. 诱导排卵具体是怎么做的？

一般在月经周期的第2～5天开始口服来曲唑或氯米芬，连续5天。月经周期第10天左右开始定期、连续B超监测卵泡发育情况，若最大卵泡平均直径达到18mm，则认为卵泡已成熟。在卵泡成熟期进行性生活，或者在排卵日进行人工授精，较容易怀孕。若之前有卵泡不排的情况（如卵泡未破裂黄素化综合征，后面我们会详细介绍），可以在卵泡成熟时注射破卵针，如人绒毛膜促性腺激素（human chorionic gonadotropin，hCG），帮助卵泡排出。

注意：拟自然受孕的夫妻，卵泡平均直径达到14mm时可以当周进行2～3次性生活，这样不会错过排卵的时间。因为卵子排出后在体内可存活24小时左右，精子在女性体内可以存活24～72小时（温度37℃左右），所以在排卵期那周内进行2～3次性生活，精子和卵子就有相遇的机会。这样大家就不用过于纠结具体哪一天排卵，哪一天安排性生活。

5. 诱导排卵一定会怀双胎吗？

正常情况下，每个月经周期仅有一个卵泡成熟、排卵。但是服用了促排卵药物，能促进卵泡刺激素分泌，促使多个优势卵泡发育，排出多个卵子，如果这些卵子都受精了，就可能形成多胎妊娠（包括双胎，甚至三胎及以上妊娠）。

多胎妊娠属于高危妊娠，流产、早产、胎儿发育迟缓、低体重儿等发生风险增加，影响宝宝健康。而且，多胎妊娠的母亲，患妊娠期高血压、缺铁性贫血、胎盘早剥和产后出血等的风险也增加，严重者甚至危及生命。所以诱导排卵要求最多2个卵泡发育、排卵，当B超监测发现3个及以上优势卵泡发育，医生就会叮嘱夫妻禁止性生活，严格避孕，避免发生多胎妊娠。

6. 诱导排卵有风险吗？

诱导排卵也存在一定风险，如药物过敏、卵巢过度刺激综合征（ovarian hyperstimulation syndrome，OHSS）、卵巢增大、卵巢囊肿蒂扭转、卵巢坏死，必要时需要紧急手术治疗。当然，也不用过于紧张，这些风险发生率很低。卵巢过度刺激综合征较复杂，我们会在后面专门讲解。因为诱导排卵存在上述风险，一般建议女性连续诱导排卵3个月后暂停用药。

促排有风险，应用需谨慎。
盲目追数量，必然损健康。
确实有必要，医生来护航。

参考文献

［1］胡琳莉，黄国宁，孙海翔，等.促排卵药物使用规范（2016）［J］.生殖医学杂志，2017，26（4）：302-307.

［2］Eaton J L. Predicting the oocyte yield：Is follicular volume superior to diameter？［J］.Fertil Steril，2022，118（5）：893.

［3］孙莹璞，相文佩.人类卵子学［M］.北京：人民卫生出版社，2018.

（栾宗桧　余享）

（五）促排卵：卵子质量的救星？

小美："医生，听您讲解后，我知道自己月经正常、排卵正常，没有必要促排卵，但是我还是想促排卵……"

医生："为什么呢？"

小美："我听说促排卵长起来的卵子质量更好，是优选的。"

现实生活中有小美这种想法的女性还不少。那么，药物促排卵发育的卵子，质量真的会更好吗？

1. 促排卵真的能提高卵子质量吗？

答案是不能！我们前面已经介绍了促排卵的目的是让不排卵的女性恢复正常排卵，并没有提高卵子质量的附加作用。

2. 卵子质量是由哪些因素决定的？

卵子质量是由多种因素决定的，具体可以分为：①内在因素，包括女性年龄、遗传因素（与卵子发育相关的基因突变）、健康状况等；②外在因素，包括生活方式、生活环境等。年龄大、生活方式不健康（吸烟、酗酒、熬夜）、生活环境中存在有毒有害物质（甲醛、双酚A等）、合并疾病（子宫内膜异位症、多囊卵巢综合征等），均会降低卵子质量。卵子中的线粒体是"动力工厂"，提供了卵子发育所需能量，上述不利因素均可损害线粒体，导致卵子"动力不足"、质量下降。

大多数健康女性的卵子质量是正常的，不需要采用额外的手段提高卵子质量。

3. 卵子质量差的女性，有什么办法能提高卵子质量呢？

我们前面介绍了影响卵子质量的因素，提高卵子质量的方法就可以从中寻找。年龄、遗传因素是不可逆的，但是健康的生活方式、良好的生活环境、有效治疗疾病是我们可以努力做到的。另外，抗氧化剂（辅酶Q10、维生素E、白藜芦醇等）具有改善氧化应激、提高线粒体功能的作用，可能有助于改善卵子质量，但是需要在医生指导下使用。

一 卵泡成长记

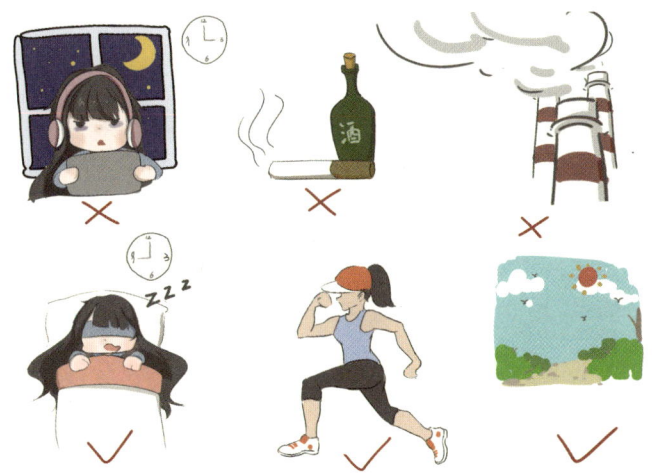

图6 影响卵子质量的因素与提高卵子质量的措施

目前，没有证据证明促排卵后发育的卵子比自然生长的卵子质量好。这就好比肥料催熟后的果实一定比自然生长的果实质量好吗？答案当然是：不！而且促排卵还可能发生卵巢过度刺激综合征等并发症，所以一定要谨慎采用。

促排增量又增质？预想实际不一样。
质量还得靠自己，年龄遗传样样要。
规律作息强体魄，拒绝毒物和放射。
卵好胚好胎也好，宝宝健康全家笑。

参考文献

[1] Eaton J L. Predicting the oocyte yield: Is follicular volume superior to diameter? [J]. Fertil Steril, 2022, 118（5）: 893.

[2] 孙莹璞, 相文佩. 人类卵子学 [M]. 北京：人民卫生出版社, 2018.

[3] 胡琳莉, 黄国宁, 孙海翔, 等. 促排卵药物使用规范（2016）[J]. 生殖医学杂志, 2017, 26（4）: 302-307.

（孔旭梅　余孛）

（六）揭秘试管婴儿的超排卵之旅

小美结婚2年了还没有怀孕，已经诱导排卵6次了。医生综合评估后建议小美采用体外受精-胚胎移植治疗，也就是俗称的试管婴儿。开始治疗前，医生告诉小美需要进行超排卵。

小美："医生，这个我懂，我都诱导排卵6次了。"

医生："诱导排卵和超排卵是不一样的哦，听我详细道来。"

1. 什么是超排卵？

超排卵，也称为控制性卵巢刺激，顾名思义，目的是获得较多的卵子，用以进行体外受精、胚胎培养，从中选择最优质的胚胎进行移植。

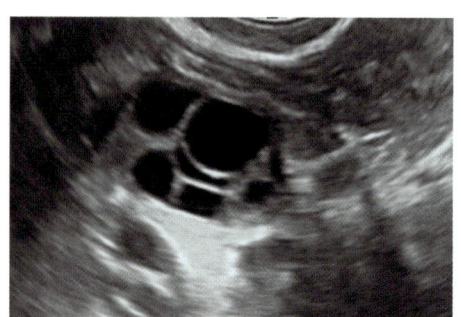 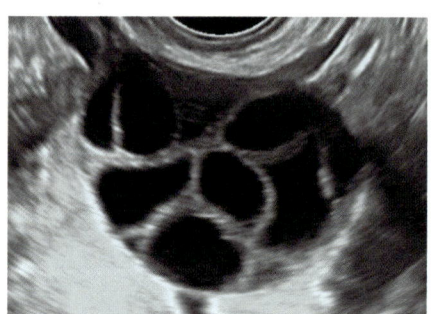

图7 诱导排卵（左）与超排卵（右）

2. 有哪些超排卵方案？

常用的超排卵方案有标准方案（促性腺激素释放激素激动剂方案、促性腺激素释放激素拮抗剂方案）和非标准方案（高孕酮促排卵方案、微刺激方案、黄体期促排卵方案、改良自然周期等）。

3. 该怎么选择超排卵方案呢？

医生会综合考虑以下因素，为每位准妈妈制订个体化的超排卵方案：年龄、体重和身高、卵巢储备功能、是否移植新鲜胚胎、既往超排卵中卵泡发育情况等。各种超排卵方案没有哪种更优秀，只有哪种更适合。适合的超排卵方案应尽量做到：获得适当数量的成熟卵子、适当数量的优质胚胎，不发生卵巢过度刺激综合征等并发症，尽量移植新鲜胚胎（可以缩短治疗时间，尽快孕育宝宝），产生尽可能少的治疗费用等。每位准妈妈的情况都不同，医生会因人而异地制订治疗方案哦！

4. 超排卵风险比诱导排卵大吗？

这是肯定的。诱导排卵可能发生的风险，超排卵均可能发生。其中卵巢过度刺激综合征的风险明显高于诱导排卵，这是因为超排卵使用的药物比诱导排卵剂量大、时间长。另外，为了提高试管婴儿成功率，有时会移植2个胚胎，这就可能发生多胎妊娠。目前，试管婴儿的多胎妊娠率仍然较高。多胎妊娠发生流产、早产、低体重儿等风险均增加，所以医生一直在致力于减少多胎妊娠。

参考文献

［1］黄荷凤. 实用人类辅助生殖技术［M］. 北京：人民卫生出版社，2018.

［2］王义贤，张馨怡，谭季春. 控制性卵巢刺激方案应用的演变［J］. 实用妇产科杂志，2024，40（7）：511-514.

［3］Ip P N P, Mak J S M, Law T S M, et al. A reappraisal of ovarian stimulation strategies used in assisted reproductive technology［J］. Hum Fertil（Camb），2023，26（4）：824-844.

（龚衍）

生命之源——卵巢

（七）超排卵方案，如何选对不选贵？

小美准备做试管婴儿，她听到候诊室里其他准妈妈在聊超排卵方案，感觉每个人的都不一样。小美都听糊涂了，于是问医生："医生，我看到有好多超排卵方案，到底哪个方案更好呢？"

超排卵是试管婴儿助孕的必需环节和重要环节，即通过注射促排卵药物获得多个卵子。

1. 常用的超排卵方案有哪些？

常用的超排卵方案可以分为两大类。

一类是标准方案，包括促性腺激素释放激素激动剂方案（简称激动剂方案）、促性腺激素释放激素拮抗剂方案（简称拮抗剂方案）。

另外一类是非标准方案，包括高孕酮促排卵方案、微刺激方案、黄体期促排卵方案等。

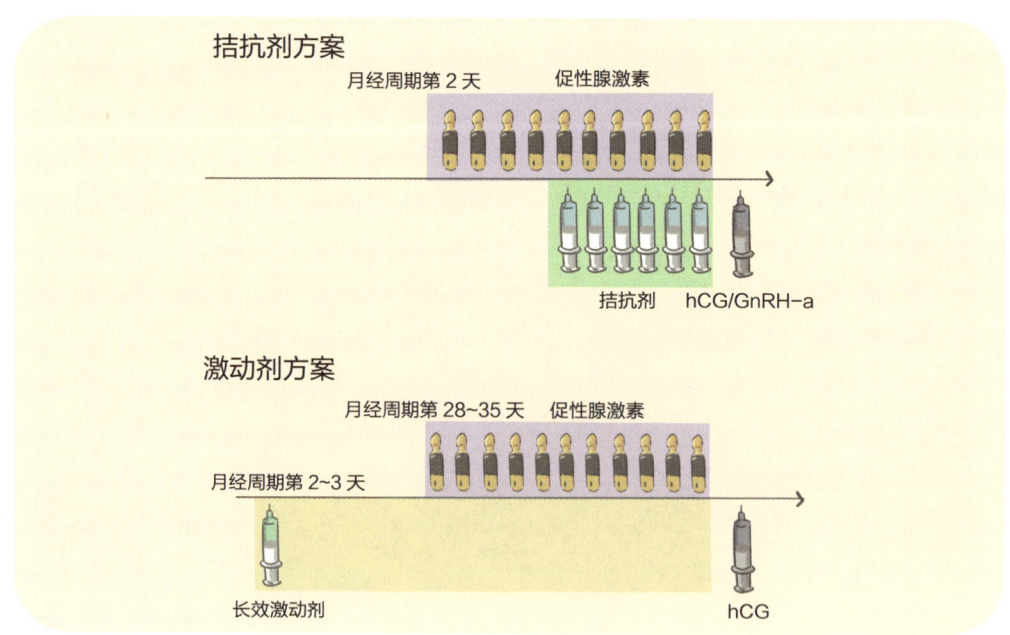

图8 常用的超排卵方案

注：hCG，人绒毛膜促性腺激素；GnRH-a，促性腺激素释放激素类似物。

2. 各种超排卵方案有什么区别？

各种超排卵方案的区别在于具体使用的药物种类、时间长短不同。

（1）激动剂方案：

卵泡期长方案：适合所有做试管婴儿的女性，是目前使用较广泛的方案。在月经期第 2～3 天注射一次长效促性腺激素释放激素激动剂，对垂体进行降调节，使卵泡同步发育，月经期第 28～35 天后，再注射促性腺激素促进卵泡发育。

超长方案：与卵泡期长方案的唯一区别在于注射 2 支及以上的长效促性腺激素释放激素激动剂，每支间隔 28 天，其余用药都一样。这个方案的特点是有利于缩小子宫内膜异位病灶、子宫肌瘤等，所以一般适合于合并子宫腺肌病、子宫肌瘤的女性。

黄体期短效长方案：在排卵后 1 周左右，每天注射短效促性腺激素释放激素激动剂，次月月经期开始后注射促性腺激素促进卵泡发育。这个方案注射药物时间需 4 周，所以舒适度较差，目前应用较少。

（2）拮抗剂方案：月经期第 2 天开始，每天注射促性腺激素，用药 5～6 天、最大卵泡平均直径达到 12～14mm 后，开始每天注射促性腺激素释放激素拮抗剂，直到卵泡成熟。此方案用药时间约 10 天，高效，适用于所有女性。

（3）高孕酮促排卵方案：月经期第 2 天注射促性腺激素，同时每天口服孕激素（progesterone，P），用药约 10 天即可取卵。此方案高效、经济、方便，但是因为孕激素会影响子宫内膜容受性（内膜允许胚胎种植的能力），不能移植新鲜胚胎，所以高孕酮促排卵方案仅用于不移植新鲜胚胎的女性。

（4）微刺激方案：月经期第 2 天开始口服来曲唑或氯米芬，第 3～5 天开始同时注射较小剂量的促性腺激素。此方案适用于卵巢储备功能减退、合并系统性红斑狼疮（禁忌高雌激素水平）等的女性。

3. 久病成良医，准妈妈可以自己选择超排卵方案吗？

医生并非"独断专行"地制订超排卵方案。一位准妈妈适合采用的超排卵方案可能有多种，这种情况下，医生会与准妈妈详细沟通，使其充分了解各种方案的治疗时间、费用、利弊后，结合自己的情况自行选择。对于不知道如何选择的准妈妈，医生也会帮助她制订超排卵方案。

超排卵的方案多，到底哪个适合我？
各法都有利和弊，沟通权衡后决定。
结合临床大数据，科学助孕更实际。

参考文献

[1] Bosch E, Broer S, Griesinger G, et al. ESHRE Guideline: Ovarian stimulation for IVF/ICSI [J]. Hum Reprod Open, 2020, 2020（2）: hoaa009.

[2] Ip P N P, Mak J S M, Law T S M, et al. A reappraisal of ovarian stimulation strategies used in assisted reproductive technology [J]. Hum Fertil（Camb）, 2023, 26（4）: 824-844.

[3] 王义贤, 张馨怡, 谭季春. 控制性卵巢刺激方案应用的演变 [J]. 实用妇产科杂志, 2024, 40（7）: 511-514.

（何丽冰　龚衍）

（八）警惕！卵巢过度刺激综合征来袭

超排卵、取卵、移植胚胎后，小美成功妊娠了，可喜可贺！

但是，小美一直感到腹胀、没有胃口，肚子鼓鼓的，B超检查发现有腹水，医生说这是发生了卵巢过度刺激综合征。

1. 什么是卵巢过度刺激综合征？

卵巢过度刺激综合征是进行试管婴儿的准妈妈的一种常见并发症，和超排卵密切相关，是因为体内毛细血管通透性增加，血浆从血管内漏到体腔（腹腔、胸腔）和组织间隙，在人绒毛膜促性腺激素的刺激下，症状加重。

2. 卵巢过度刺激综合征有严重程度的区别吗？

卵巢过度刺激综合征根据严重程度，可以分为三个等级。

（1）轻度：轻度腹胀、腹部不适、恶心及呕吐等，对日常生活影响较小。B超检查显示卵巢增大（直径小于5cm），有少量腹水。

（2）中度：明显的下腹胀痛、恶心、呕吐，体重增加、腹围增大。B超检查显示卵巢明显增大（直径5～10cm），中等量腹水。

（3）重度：大量腹水，伴有胸腔积液、电解质紊乱、肝肾功能受损等严重并发症。卵巢直径可超过12cm。重症患者还可能并发急性呼吸窘迫综合征、肝肾衰竭和血栓栓塞等严重并发症。

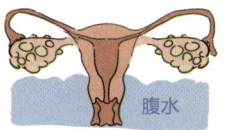
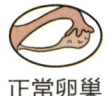

卵巢过度刺激综合征　　正常卵巢

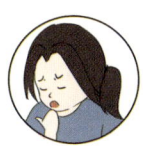
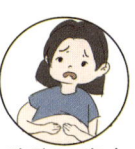

恶心、呕吐　　腹胀、腹痛　　少尿

图9　卵巢过度刺激综合征的表现

3. 只有做试管婴儿的女性才会得卵巢过度刺激综合征吗？

卵巢过度刺激综合征都是因为卵泡发育太多吗？

这就要说到早发型、迟发型卵巢过度刺激综合征了，两者的主要区别见表1。

表1　早发型与迟发型卵巢过度刺激综合征的区别

特征	早发型卵巢过度刺激综合征	迟发型卵巢过度刺激综合征
发生时间	通常在人绒毛膜促性腺激素触发排卵后3～7天	通常在胚胎移植后9～14天
病因	外源性人绒毛膜促性腺激素（用于触发排卵）导致的过度刺激	内源性人绒毛膜促性腺激素（由妊娠滋养层细胞产生）导致的过度刺激
持续时间	约2周，未妊娠时症状自然缓解	20～40天，甚至更长，与妊娠状态及病情严重程度有关
是否与卵泡过多相关	相关	不一定相关

4. 卵巢过度刺激综合征可以预防吗？

可以预防，具体方法如下。

（1）超排卵前发现卵巢过度刺激综合征高风险人群。消瘦、合并多囊卵巢综合征、卵泡多、抗米勒管激素水平高、既往超排卵过程中发生过卵巢过度刺激综合征的女性，都是高风险人群。

（2）选择恰当的超排卵方案和促性腺激素剂量，尤其是对卵巢过度刺激综合征高风险人群。拮抗剂方案比激动剂方案发生卵巢过度刺激综合征的风险低，小剂量促性腺激素比大剂量促性腺激素风险低。

（3）不移植新鲜胚胎。

（4）药物预防：阿司匹林、泼尼松、来曲唑等可能具有预防和减轻卵巢过度刺激综合征的作用。

5. 得了卵巢过度刺激综合征怎么办？

调整心理状态，缓解焦虑和恐惧情绪，积极配合治疗。注意摄入高蛋白质、低热量的饮食。避免剧烈运动以防止卵巢囊肿蒂扭转，但也不能长期卧床，应适度活动（如散步）以避免血栓形成。

同时，根据卵巢过度刺激综合征的严重程度，采取不同的治疗措施。

（1）轻度：不需要特殊治疗，大多数可以自行恢复。需要注意避免剧烈运动，摄入高蛋白质饮食，定期监测体重、腹围、尿量等，及时发现病情变化。

（2）中度：密切观察，药物治疗（补充胶体液、蛋白质等）。必要时住院治疗。

（3）重度：立即住院治疗。监测生命体征，药物治疗（补充胶体液、蛋白质等扩容，利尿，高凝状态时使用抗凝药预防血栓形成），穿刺引流胸腔积液、腹水（症状严重者）。

> 超排卵虽可行，就怕"过激"缠上您。
> 腹胀腹痛呼吸重，常伴恶心和呕吐。
> 出现症状要警惕，及时就诊才安心。
> "早发""迟发"都难受，积极治疗可痊愈！

参考文献

[1] 武天睿, 孟昱时. 卵巢过度刺激综合征的发病机制及预防药物研究进展[J]. 生殖医学杂志, 2024, 33(3): 401-406.

[2] 朱琴玲, 孙赟. 卵巢过度刺激综合征的防治及预警[J]. 中国实用妇科与产科杂志, 2023, 39(10): 966-971.

[3] 王甜, 莫少康, 王玲. 卵巢过度刺激综合征的基因组学研究进展[J]. 中国优生与遗传杂志, 2023, 31(1): 208-211.

[4] Practice Committee of the American Society for Reproductive Medicine. Prevention and treatment of moderate and severe ovarian hyperstimulation syndrome: a guideline[J]. Fertil Steril, 2016, 106(7): 1634-1647.

[5] Cao M, Lin Q, Liu Z, et al. Optimized personalized management approach for moderate/severe OHSS: development and prospective validation of an OHSS risk assessment index[J]. Hum Reprod, 2024, 39(10): 2320-2330.

（吴洋　余亨）

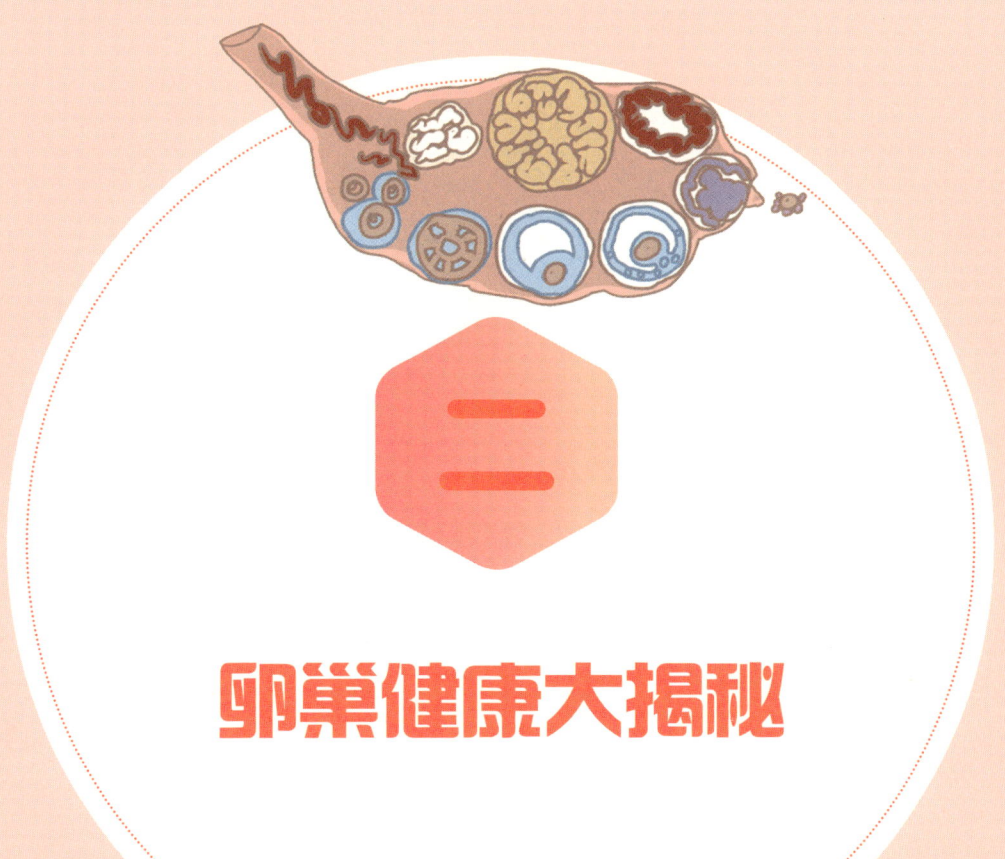

卵巢健康大揭秘

二 卵巢健康大揭秘

（一）抗米勒管激素：卵巢储备功能的密码

小美："医生，我的卵泡数和性激素水平都正常，但我还是担心卵巢功能会不好，我还能做些什么检查呢？"

医生："抗米勒管激素查了吗？"

小美："什么是抗米勒管激素？"

相信很多人有同样的疑惑，到底什么是抗米勒管激素呢？为什么检查卵巢功能的时候，医生都会让查抗米勒管激素水平呢？

1. 什么是抗米勒管激素？

抗米勒管激素是一种糖蛋白，其基因位于19号染色体短臂。抗米勒管激素是由窦前卵泡和小窦状卵泡颗粒细胞分泌的，是卵细胞生长和分化的重要调节因子。

2. 抗米勒管激素对卵泡发育有什么作用？

在胚胎发育过程中，抗米勒管激素诱导米勒管分化成不同性器官。

男性胎儿抗米勒管激素由睾丸支持细胞分泌，诱导米勒管退化，中肾管则演变成雄性生殖系统。

女性胎儿发育早期缺乏抗米勒管激素，米勒管则分化为子宫、输卵管及阴道上段。女性胎儿在36周胎龄时，初级卵泡的颗粒细胞开始分泌抗米勒管激素。出生到生后3个月，血清抗米勒管激素水平出现短暂高峰，抑制初始卵泡（原始卵泡）再生，抑制窦前卵泡和窦状卵泡发育，以防止卵泡刺激素过早诱导卵泡生长。女性的抗米勒管激素在16岁左右达到高峰，20～25岁随年龄增长逐渐下降，绝经后在血液中几乎无法检测到。

3. 检测抗米勒管激素有什么意义？

血清抗米勒管激素水平越高，表示卵巢储备功能越好（卵子库存充足）；反之，血清抗米勒管激素水平越低，则表示卵巢储备功能越差（卵子库存不足）。

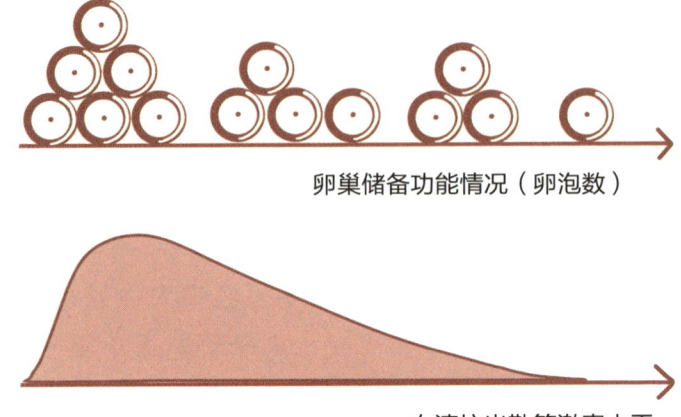

图10　卵巢储备功能与血清抗米勒管激素水平

备孕的女性如果卵巢储备功能减退,要及时去医院检查。对于使用试管婴儿技术的女性,医生会非常关注她们的抗米勒管激素水平,从而帮助制订合适的超排卵方案,预估试管婴儿的成功率。

4. 哪些因素会影响抗米勒管激素分泌呢?

年龄是影响抗米勒管激素分泌的主要因素。检测抗米勒管激素的试剂盒、方法、厂家不同,检测值范围也有差异。这里以某厂家酶联免疫吸附试验检测试剂盒为例,不同年龄段女性抗米勒管激素参考范围见表2。

表2　不同年龄段女性抗米勒管激素参考范围

年龄(岁)	抗米勒管激素水平(ng/mL)
≤30	2.50～6.30
31～35	1.88～6.08
36～40	1.71～5.30
41～45	0.78～3.56
≥46	0.76～2.80

激素类药物、促性腺激素释放激素类似物也会影响血清抗米勒管激素水平。

AMH检测意非凡，卵巢储备心了然。
仓库存货知多少，评估生育更直观。

参考文献

[1] 王进，张池，兰天，等. 抗苗勒管激素在生殖内分泌领域的研究进展 [J]. 现代妇产科进展，2024，33（4）：317-320.

[2] 杜超，范馨月，侯开波，等. 2006年至2020年抗苗勒管激素相关研究趋势及热点分析 [J]. 中华生殖与避孕杂志，2023，43（5）：541-547.

[3] Cedars M I. Evaluation of female fertility-AMH and ovarian reserve testing [J]. J Clin Endocrinol Metab，2022，107（6）：1510-1519.

[4] Shrikhande L，Shrikhande B，Shrikhande A. AMH and its clinical implications [J]. J Obstet Gynaecol India，2020，70（5）：337-341.

（张亚南　余孛）

（二）性激素六项：卵巢功能的晴雨表

小美："医生，我最近月经不调，今天不该来'大姨妈'，但是出血了！"

小丽："医生，我3个月不来月经了，是不是要绝经了？我才24岁！"

医生："不要着急，我们先看看是不是内分泌紊乱，先查个性激素六项。"

小美和小丽："为什么要检查性激素六项呢？检查结果那么多数值，看不懂！"

1. 什么是性激素六项？

性激素六项指血清中的六种性激素：卵泡刺激素、促黄体生成素、催乳素（prolactin，PRL）、雌二醇、孕酮、睾酮（testosterone，T）。通过检查这六种性激素，医生和患者可以了解生殖内分泌功能，评估下丘脑、垂体、卵巢等器官内分泌功能是否正常。这六种性激素的来源和主要功能如下。

（1）卵泡刺激素：由垂体分泌，可促进卵泡发育、成熟和分泌雌激素。

（2）促黄体生成素：由垂体分泌，可刺激卵泡的最终成熟和排卵，是促进优势卵泡成为"冠军"的"临门一脚"。另外，促黄体生成素还可以促进卵泡膜细胞分泌的雄烯二酮转化为睾酮。

（3）雌二醇：由卵巢颗粒细胞分泌，可促进女性第二性征（乳房、生殖器官）发育。

（4）孕酮：由卵巢黄体细胞分泌，具有控制月经周期的功能。

（5）催乳素：由垂体分泌，主要作用是促进乳腺分泌乳汁。

（6）睾酮：由卵泡膜细胞分泌，具有促进女性生殖器官发育、维持女性第二性征、维持正常性欲、促进骨骼生长等作用。

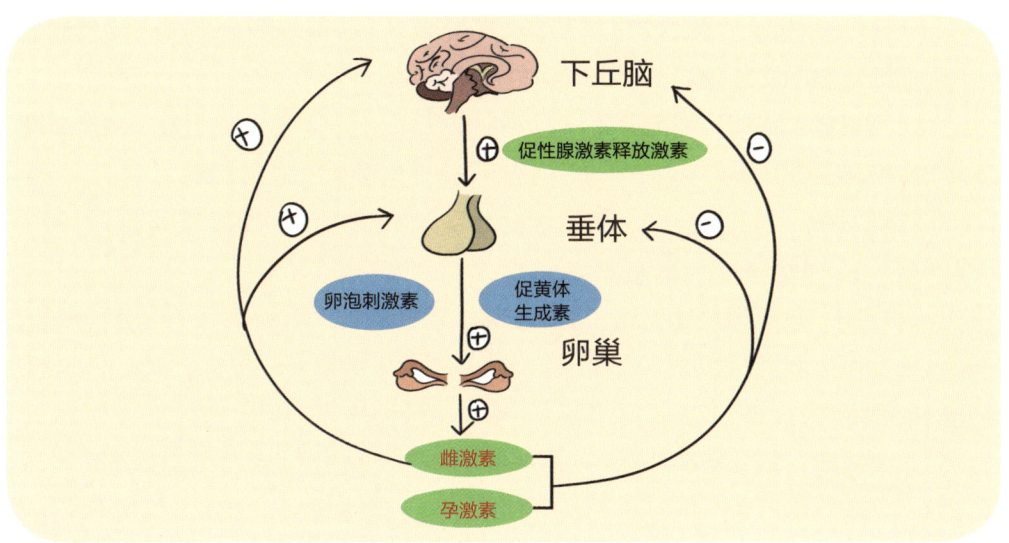

图11 下丘脑-垂体-卵巢轴及性激素分泌

2. 月经周期中什么时间检查性激素六项比较合适？

月经周期中不同时间检查性激素六项，目的是不同的。

（1）为了评估卵巢储备功能，需要在月经期的第2~4天检查，作为基础水平。

（2）为了评估卵泡发育是否成熟、是否快要排卵，在排卵期检查（月经规律的女性，排卵期一般在2次月经期之间）。

（3）如果想了解排卵后黄体功能是否正常，在排卵后1周，也就是月经期前1周查孕激素。这里要补充介绍一个概念——黄体。前面我们讲到了"卵泡发育阶段赛"，每个月经周期有一个卵子成熟、排卵，成为"冠军"。排卵后残留的卵泡腔则形成黄体，分泌孕激素，促进子宫内膜分泌期转化，为胚胎种植做好准备。

（4）月经不规律的女性，则随时可以检查。

这些复杂的检查时间要求、不同时间检测的性激素水平不同，是让女性朋友觉得性激素检查让人"晕头转向"的主要原因。

3. 基础性激素水平有何临床意义？

月经期查的性激素水平称为基础性激素水平，反映卵泡早期的性激素水平，六种性激素的基础水平有不同的临床意义。

（1）卵泡刺激素：基础卵泡刺激素水平异常升高，意味着卵巢储备功能减退；异常降低则可能是因为垂体分泌卵泡刺激素不足。

（2）促黄体生成素：基础促黄体生成素水平偏高，可能提示卵巢储备功能减退、卵巢功能早衰或多囊卵巢综合征，需要结合其他性激素水平综合分析。

（3）雌二醇：基础雌二醇水平偏高，提示卵巢储备功能减退；基础雌二醇水平偏低，则可能是卵泡刺激素分泌减少，导致卵泡发育受阻。

（4）孕酮：月经期黄体萎缩，孕酮应该处于极低的水平。如果月经期孕酮水平升高，提示可能有黄体囊肿，或者与孕激素代谢相关的酶功能异常，需要进一步检查后确定原因。

（5）催乳素：催乳素水平异常升高，提示高催乳素血症，具体原因很多。

（6）睾酮：睾酮水平升高最常见的原因是多囊卵巢综合征。极少数情况下，体内存在分泌睾酮的肿瘤也会导致睾酮水平升高。随着女性年龄增长，睾酮水平会降低。

医生通过分析性激素六项的基础水平，可以评估生殖内分泌功能、诊断疾病等。现在您对性激素六项检测是不是豁然开朗了呢？

检查性激素，生育之基础。
高低示异常，平衡见医术。

参考文献

[1] 田秦杰, 葛秦生. 实用女性生殖内分泌学[M]. 2版. 北京：人民卫生出版社, 2018.

[2] 杨荣. 性激素六项检验在妇科疾病诊断中的价值分析[J]. 中国卫生标准管理, 2021, 12（15）: 76-79.

[3] Shao S, Zhao H, Lu Z, et al. Circadian rhythms within the female HPG axis: from physiology to etiology[J]. Endocrinology, 2021, 162（8）: bqab117.

[4] Backholer K, Ebekozien O, Hofman K, et al. Health equity in endocrinology[J]. Nat Rev Endocrinol, 2024, 20（3）: 130-135.

（王丽　余孛）

（三）抑制素B：卵巢健康的主要指标

小丽："我跟你说，我就是卵巢功能不好，所以才迟迟没有怀上宝宝。"

小美："你怎么知道自己的卵巢功能不好呢？"

小丽："医生说我抑制素B水平低，所以卵巢功能不好。"

小美："我还不知道我的卵巢功能好不好，我也去查一下抑制素B！"

医生："卵巢具有分泌激素和产生卵子的重要作用，女性一生的卵泡数量是有限的，不可再生，所以保护卵巢功能尤其重要。目前评估卵巢功能的指标主要有性激素六项、窦状卵泡数、抗米勒管激素及抑制素B。其他指标我们前面都介绍过了，接下来，我们就谈谈抑制素B。"

1. 抑制素B是什么？

抑制素B是由生殖细胞分泌的糖蛋白激素，对男性和女性的生殖健康均具有重要影响。

女性抑制素B主要由中、小窦状卵泡的颗粒细胞分泌。抑制素B在卵泡早期和中期分泌达到高峰，通过抑制卵泡刺激素分泌来调控卵泡选择和发育，避免卵巢过度刺激，确保每个月经周期仅有一个优势卵泡发育。抑制素B在月经周期第7天分泌达到峰值，与黄体生成素协同作用，促进优势卵泡的发育。

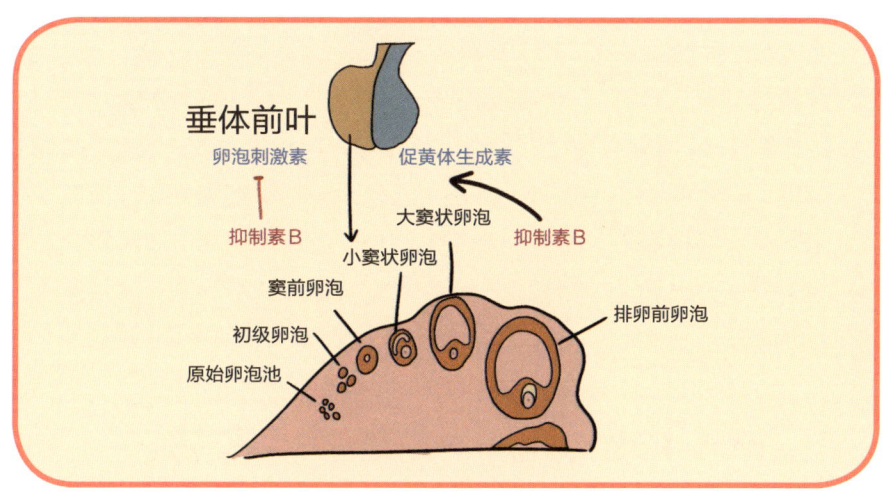

图12　抑制素B的作用

2. 影响抑制素B水平的因素有哪些？

年龄是影响抑制素B水平的主要因素。青春期女性抑制素B水平达到高峰，随后随着年龄增长逐渐下降，绝经后血清中的抑制素B水平极低，提示卵巢功能减退。

试剂盒的厂家、检测方法不同，抑制素B检测值也存在差异。这里列举某厂家抑制素B定量检测试剂盒（酶联免疫吸附试验）的参考范围。

表3　女性抑制素B参考范围

年龄	抑制素B参考范围（pg/mL）
7～12岁	＜80.00
13～50岁	19.67～147.62
绝经后	＜18.19

与抗米勒管激素相同，抑制素B空腹和进食后都可以检测，在月经周期的任何时间都可以检测。

3. 检测抑制素B有什么意义？

（1）评估卵巢储备功能：血清抑制素B水平与颗粒细胞功能和窦状卵泡数量成正相关关系，卵巢储备功能减退，抑制素B水平下降。在评估卵巢储备功能的检测指标中，抗米勒管激素最灵敏，其次是抑制素B，最后是卵泡刺激素。

（2）预测超排卵中卵巢反应性：超排卵是试管婴儿过程中的关键环节，血清抑制素B水平越高，卵巢对超排卵的反应性可能越好，获卵数越多，妊娠机会越大。

（3）鉴别诊断卵巢颗粒细胞瘤：抑制素B由卵巢颗粒细胞分泌，因此，存在卵巢颗粒细胞瘤的女性抑制素B水平会大幅度上升，且升高程度与卵巢颗粒细胞瘤的大小成正相关关系。因此，抑制素B在卵巢颗粒细胞瘤早期诊断、病情监测、随访等方面有重要价值。

小小抑制素B，暗藏生育密码。
高低水平起伏，预测卵巢反应。

参考文献

[1] 杨冬梓. 生殖内分泌疾病检查项目选择及应用[M]. 3版. 北京：人民卫生出版社，2023.

[2] Robertson D M, Lee C H, Baerwald A. Interactions between serum FSH, inhibin B and antral follicle count in the decline of serum AMH during the menstrual cycle in late reproductive age[J]. Endocrinol Diabetes Metab, 2021, 4（2）: e00172.

[3] Danis R B, Sriprasert I, Ho J, et al. Bioavailable inhibin B（InhB）may be better marker of oocyte yield than currently used markers of ovarian reserve[J]. Fertil Steril, 2020, 114（3）: e453.

[4] Ma C, Xu H, Wang H, et al. An online tool for predicting ovarian responses in unselected patients using dynamic inhibin B and basal antimüllerian hormone levels[J]. Front Endocrinol（Lausanne）, 2023, 14: 1074347.

[5] Yadav G, Aggarwal I, Nalwa A, et al. Inhibin B secreting ovarian fibroma[J]. J Obstet Gynaecol India, 2022, 72（4）: 356-359.

（魏家静　余孛）

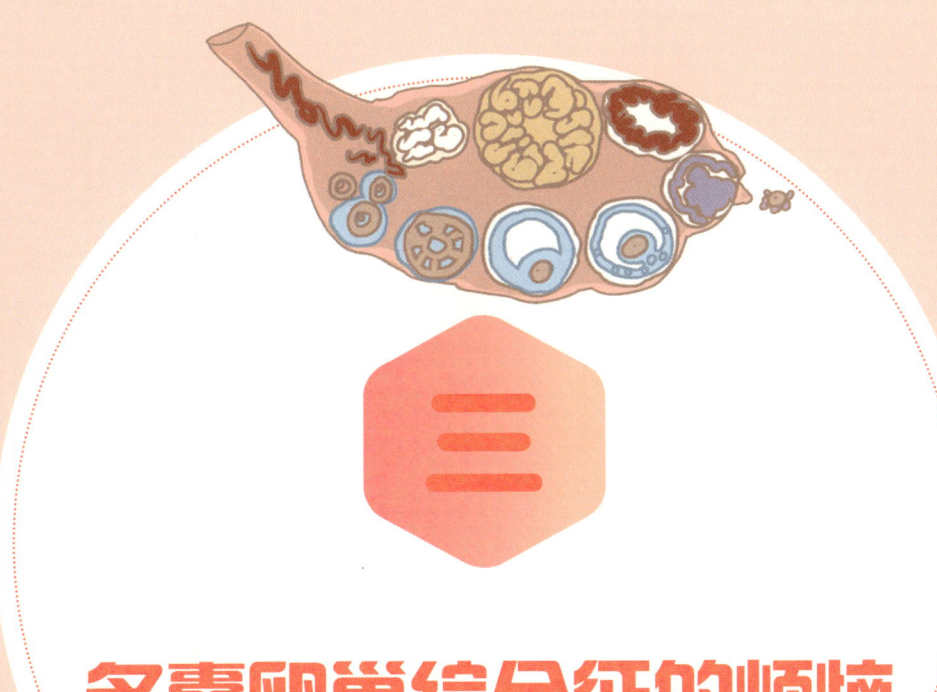

多囊卵巢综合征的烦恼

三 多囊卵巢综合征的烦恼

（一）卵泡多 ≠ 多囊卵巢综合征！

小丽："医生，你看我B超报告上卵泡这么多，是不是多囊卵巢综合征啊？"

现在关于多囊卵巢综合征的网络信息很多，一些女性会对比分析自己的情况，盲目自行诊断，认为自己患有多囊卵巢综合征，但往往是自己吓自己。现在，让我们一起来揭开多囊卵巢综合征的神秘面纱。

1. 什么是多囊卵巢综合征？

多囊卵巢综合征是常见的生殖内分泌代谢性疾病，表现为小卵泡多、月经失调（下面我们会详细介绍月经失调有哪些具体情况）、高雄激素血症、高雄激素体征（多毛、痤疮）等。同时可能合并代谢异常，包括胰岛素抵抗（insulin resistance，IR）、肥胖、高脂血症、心血管疾病。这些异常可能导致女性不孕、心理障碍等。

随着年龄增长，多囊卵巢综合征患者子宫内膜癌等肿瘤风险增高。多囊卵巢综合征是可以伴随女性一生的疾病，严重影响女性的生殖健康、生活质量。"综合征"本身也说明了疾病表现不单一，影响身体的多系统、多器官功能。因此，不容忽视！

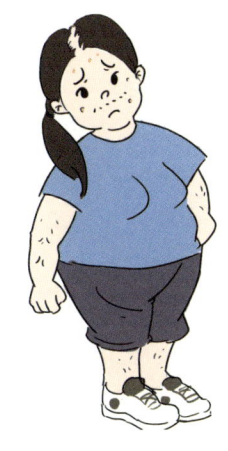

图13 多囊卵巢综合征常见表现

2. 是什么导致了多囊卵巢综合征？

目前原因并未完全清楚，可能和遗传、环境、生活方式、炎症等有关，是多种因素共同作用的结果。所以医生下次再告诉您"原因不完全清楚"，不是医生没搞懂，是真的"不完全清楚"！

3. 怎样才能知道自己是不是患多囊卵巢综合征呢？

看了前面的介绍，大家是不是觉得多囊卵巢综合征的表现复杂？

确实复杂，但是，还是有诊断标准的。目前，全世界有多个关于多囊卵巢综合征的诊断标准，采用最多的是"鹿特丹标准"（因为是在荷兰的鹿特丹制定的，所以叫"鹿特丹标准"）。

"鹿特丹标准"包括3个要点：

（1）月经紊乱，或排卵障碍。

（2）卵巢多囊样改变（一侧卵巢直径2～9mm的卵泡数≥10个），或者卵巢体积>10mL（青春期女性适用卵巢体积判断，不适用卵泡数判断）。

（3）高雄激素血症或者高雄激素体征。

具备上述至少两点，可以疑诊多囊卵巢综合征。如果要确诊多囊卵巢综合征，还需要排除其他导致月经失调、高雄激素的疾病，如先天性肾上腺皮质增生、分泌雄激素的肿瘤、高催乳素血症等。

现在你们知道为什么仅有卵泡多，还不能诊断多囊卵巢综合征了吧？知道为什么医生要开具那么多关于内分泌、代谢的检查了吧？

4. 什么是月经失调？

月经包含月经期（出血持续时间）、月经周期（两次月经之间的间隔时间）、月经量（一次月经期阴道流血总量）3个要点。月经失调具体情况不同，有相应的名称。

（1）月经期异常。正常月经期持续3～7天。月经期短于3天称为经期缩短，超过7天称为经期延长。

（2）月经周期异常。正常月经周期21～35天。月经周期短于21天称为月经频发，超过35天称为月经稀发。停经6个月或更长时间则称为闭经。

（3）月经量异常。正常月经量20～60mL。月经量少于5mL称为月经量少，超过80mL称为月经量多。

多囊卵巢综合征女性的月经失调可以表现为以上任何情况，但是常见月经稀发或闭经，主要是由于卵泡发育异常，不能正常排卵。同时，子宫内膜长期受雌激素刺激，不能每个月正常剥脱，容易导致内膜病变，如子宫内膜癌。所以，多囊卵巢综合征的女性如出现月经失调，需及时治疗，调整月经周期。

5. 多囊卵巢综合征为什么还需要全身检查？

小丽还有一个疑惑："我只是卵泡多、月经乱，为什么要我脱了衣裤全身检查呢？怪不好意思的。"

这就必须和大家介绍什么叫高雄激素体征了。高雄激素会导致多毛、痤疮。多毛指上唇、下颌、胸背部、下腹部（脐周、脐中线）、大腿内侧出现较粗的体毛。痤疮是一种毛囊炎，也就是大家说的"青春痘"，好发生在面部、胸部、背部。另外，高雄激素还可能导致女性脱发。

另外，多囊卵巢综合征的女性常合并胰岛素抵抗，可以导致黑棘皮征，表现为颈后、腋下、腹股沟（大腿根部内侧）出现皮肤发黑发亮，质地略粗糙，就像黑色灯芯绒布料的质地，也像洗澡没有洗干净。腹型肥胖也是代谢异常的表现，指脂肪主要集中在腹部。

现在，大家知道为什么医生会让您去除衣物、进行全身检查了吧？

多囊卵巢综合征，临床表现不简单。
痤疮多毛黑棘皮，代谢异常体型宽。
经乱泡多不长大，多年不孕压力大。
治疗护理个体化，综合治疗复健康。

参考文献

[1] 刘冬，黄薇. 2023多囊卵巢综合征国际循证指南的解读与思考[J]. 实用妇产科杂志，2024，40（2）：112-115.

[2] 尹婧雯，杨纨，于多，等. 多囊卵巢综合征评估和管理国际循证指南推荐建议（2023年版）[J]. 中华生殖与避孕杂志，2023，43（11）：1099-1113.

[3] Teede H J, Tay C T, Laven J J E, et al. Recommendations from the 2023 international evidence-based guideline for the assessment and management of polycystic ovary syndrome?[J]. Hum Reprod, 2023, 38（9）：1655-1679.

（王莉莉　龚衍）

（二）抽血还要喝糖水？揭秘糖耐量测试

小美："医生，我是多囊卵巢综合征，为什么抽血要喝糖水呢？难道是怕我低血糖？"

医生："不是不是，你想错了，喝糖水是为了检查糖代谢是否正常。代谢异常是多囊卵巢综合征的重要特点之一。"

小美："哦，原来是这样，我知道了，谢谢医生，我马上就去抽血。"

1. 多囊卵巢综合征一定会合并代谢异常吗？

多囊卵巢综合征是一种常见的妇科内分泌疾病，也是内分泌代谢异常综合征，常伴有糖耐量受损（impaired glucose tolerance，IGT）、胰岛素抵抗、超重或肥胖，甚至糖尿病。流行病学调查显示，多囊卵巢综合征患者中胰岛素抵抗的发生率为50%～70%，糖耐量受损的发生率约为35%，2型糖尿病发生率约为10%。

多囊卵巢综合征的女性糖代谢异常，以餐后血糖升高为主，而空腹血糖升高者较少见。所以部分女性需要进行胰岛素释放试验和糖耐量测试，而这两项检查都需要喝糖水。

2. 什么是胰岛素抵抗？

胰岛素是体内的"降糖激素"，可以通过以下途径降低血糖水平。

（1）与细胞膜上的胰岛素受体结合，促使葡萄糖进入细胞内。

（2）刺激肝脏和肌肉组织将葡萄糖合成糖原（葡萄糖的存储形式）。

（3）抑制糖原分解（减少来源）。

（4）抑制糖异生（乳酸、甘油、生糖氨基酸等转变为葡萄糖）。

胰岛素功能正常，则能维持稳定的血糖水平。

胰岛素抵抗是异常情况，指外周组织（肌肉、脂肪组织、肝脏、肾脏、心脏、中枢神经系统等）对胰岛素的敏感性降低，胰岛素效能下降，即使体内分泌更多的胰岛素，血糖水平也异常升高。

三　多囊卵巢综合征的烦恼

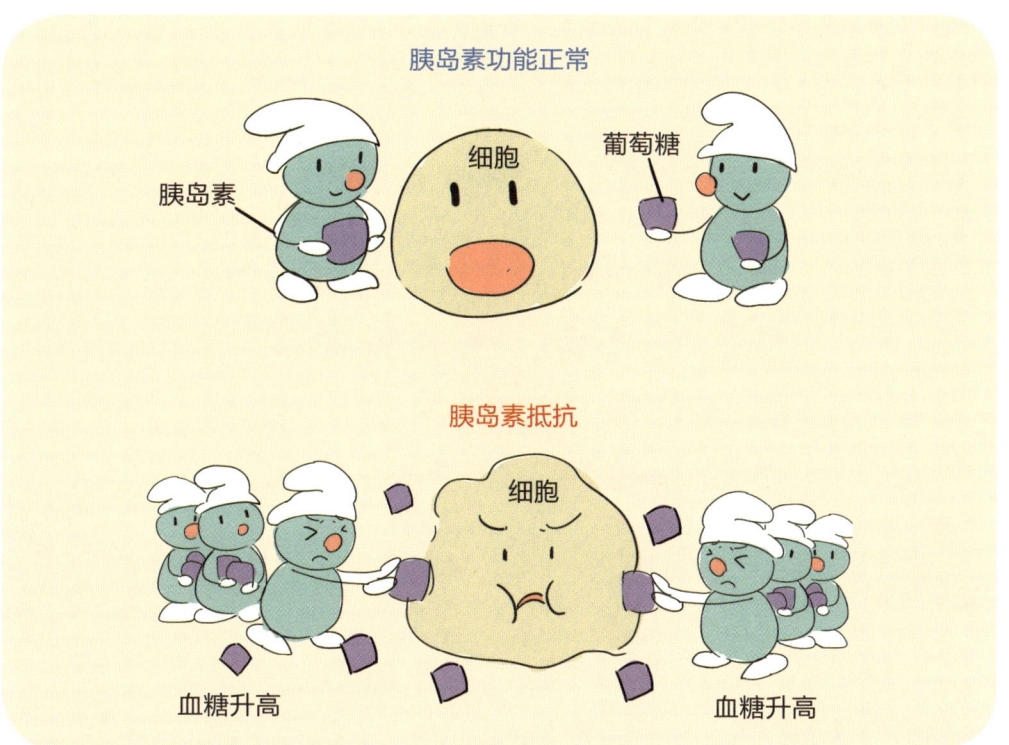

图14　胰岛素的作用和胰岛素抵抗

3. 为什么要多次抽血呢？

　　进行胰岛素释放试验和糖耐量测试，共需要抽血4～5次。空腹抽血1次，查空腹血糖、空腹胰岛素。喝糖水后30分钟、1小时、2小时各采1次血（有时3小时还会采1次血），检查不同时段血糖和胰岛素水平。通过观察胰岛素、血糖在喝糖水前后的动态变化，评估是否有糖代谢异常。

4. 如果发现糖代谢异常或者胰岛素抵抗，该怎么办呢？

　　方法很简单，就是管住嘴、迈开腿，必要时药物治疗。

　　（1）禁糖、少油，改变不良的饮食习惯。喜欢喝奶茶、吃烧烤，或者时不时加餐、吃宵夜的姐妹们可要注意了，不良的生活习惯会增加多囊卵巢综合征的患病风险。

（2）合理运动。以有氧运动为主，每周3～4次，每次至少30分钟。运动没有固定形式，符合自己的喜好就行，如游泳、跑步、跳绳、跳舞、打球。注意：散步的强度是不够的哦。

（3）药物治疗。常用的口服胰岛素增敏剂包括格列酮类、双胍类、肌醇等。

> 抽血要喝糖，为查糖耐量。
> 多囊为啥查，听我给你讲。
> 胰岛素抵抗，怀孕受影响。
> 运动加控糖，不行药物上。

参考文献

[1] 刘冬，黄薇. 2023多囊卵巢综合征国际循证指南的解读与思考[J]. 实用妇产科杂志，2024，40（2）：112-115.

[2] 尹婧雯，杨纨，于多，等. 多囊卵巢综合征评估和管理国际循证指南推荐建议（2023年版）[J]. 中华生殖与避孕杂志，2023，43（11）：1099-1113.

[3] Teede H J, Tay C T, Laven J J E, et al. Recommendations from the 2023 international evidence-based guideline for the assessment and management of polycystic ovary syndrome?[J]. Hum Reprod, 2023, 38（9）: 1655-1679.

（王莉莉　龚衍）

三 多囊卵巢综合征的烦恼

（三）女生长胡子：多囊卵巢综合征在作怪？

漂亮小姐姐小宣很爱照镜子，但最近她发现自己嘴唇周围长了"胡子"，要刮了"胡子"才敢出门。这让她非常恼火，于是来到医院想处理一下。

小宣："医生，我是不是要变成男生了，怎么嘴角总是长胡子呢？我该怎么办呀？请帮帮我。"

医生安慰道："不会变男生的，不要害怕，也不要着急，这是雄激素过多的表现。"

1. 什么是雄激素呢？

雄激素是主要由性腺（男性的睾丸间质细胞、女性的卵巢卵泡膜细胞）合成的一种甾体激素。另外，肾上腺皮质也能合成少量的雄激素。

女性体内雄激素含量很少，其中75%来源于卵巢，25%来源于肾上腺。这少量的雄激素在女性体内却发挥着非常重要的作用：促使第二性征（阴蒂、阴唇和阴阜）发育，维持正常生殖功能；控制性毛生长和分布；增强性欲；刺激骨髓造血功能；促进蛋白质合成代谢，促进骨骼、肌肉生长发育。

2. 什么情况下雄激素会过多呢？

女性体内雄激素增多见于多囊卵巢综合征、先天性肾上腺皮质增生、雄激素相关肿瘤、库欣（Cushing）综合征等，其中多囊卵巢综合征最为常见。

雄激素过多的表现有痤疮、多毛、脱发，甚至男性化体征出现，称为高雄激素体征。如果血清睾酮和雄烯二酮等雄激素水平升高，称为高雄激素血症。

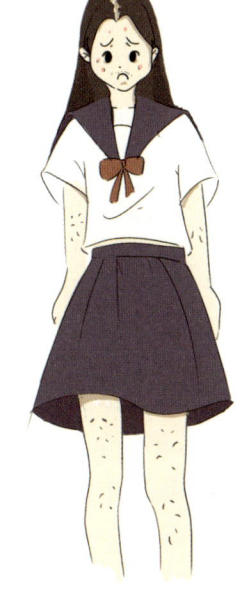

图15 高雄激素的表现

3. 高雄激素会有什么影响？

高雄激素与胰岛素抵抗、高胰岛素血症密切相关。高雄激素还可以影响卵子和胚胎质量，抑制子宫内膜的生长和分化，引起子宫内膜环境改变，干扰胚胎着床，造成不孕不育。

4. 多囊卵巢综合征合并高雄激素怎么办呢？

降低雄激素的药物有短效避孕药，如达英-35、妈富隆等。这些短效避孕药含有合成孕激素，而合成孕激素具有降低雄激素的作用，是治疗高雄激素的首选药物，一般口服3～6个月见效。

如果短效避孕药无效或效果不佳，可以采用其他治疗措施，包括口服螺内酯、脱毛、皮肤局部涂抹维A酸等。

> 听到激素别紧张，小雄人人少不了。
> 含量过高虽异常，规范治疗效果好。

参考文献

[1] 刘冬，黄薇. 2023多囊卵巢综合征国际循证指南的解读与思考[J]. 实用妇产科杂志，2024，40（2）：112-115.

[2] 尹婧雯，杨纨，于多，等. 多囊卵巢综合征评估和管理国际循证指南推荐建议（2023年版）[J]. 中华生殖与避孕杂志，2023，43（11）：1099-1113.

[3] 多囊卵巢综合征诊治路径专家共识编写组. 多囊卵巢综合征诊治路径专家共识[J]. 中华生殖与避孕杂志，2023，43（4）：337-345.

[4] Teede H J, Tay C T, Laven J J E, et al. Recommendations from the 2023 international evidence-based guideline for the assessment and management of polycystic ovary syndrome?[J]. Hum Reprod, 2023, 38（9）：1655-1679.

（王莉莉　余孚）

（四）瘦子也会得多囊卵巢综合征吗？

身材高挑的小美一脸疑惑："医生，我又不胖，怎么会得多囊卵巢综合征呢？"

医生："大家一说到多囊卵巢综合征，就会想到胖胖的、有小胡须的女生，这是个刻板形象，不是每个多囊卵巢综合征的女性都是这样的。"

小美："那您快给我讲讲吧！"

1. 多囊卵巢综合征的女性一定是胖胖的吗？

大家可能听说过"瘦多囊""胖多囊"，事实也确实如此，多囊卵巢综合征的女性有胖有瘦，还有正常体重的。

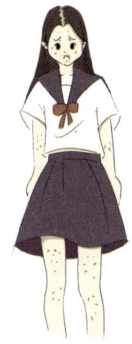 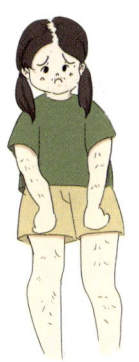

"瘦多囊"　　　　"胖多囊"

图16　"瘦多囊"与"胖多囊"

我们要注意的是，有些患多囊卵巢综合征的女性，即使体重正常，甚至消瘦，体脂却是超标的，脂肪集中在腹部、上臂、腰部等，是"隐性肥胖"。通过使用体脂秤测量体脂比例可以发现"隐性肥胖"。还有一个更简单的方法，如果腹围>80cm或者腰臀比>0.85，也可以判断为腹型肥胖。

通过计算体重指数（body mass index，BMI）也可以判断体重是否正常，计算公式：体重指数=体重（kg）/身高（m）^{2}。

我国成年人体重指数正常值为18.5～23.9kg/m^2。体重指数<18.5kg/m^{2}为消瘦，24.0～27.9kg/m^{2}为超重，≥28.0kg/m^{2}为肥胖。

2. "瘦多囊"与"胖多囊",除了体重不同,还有什么其他差异呢?

不管是"瘦多囊"还是"胖多囊",都具有多囊卵巢综合征的基本特征,但是也有一些差异。"胖多囊"比"瘦多囊"发生代谢紊乱的概率更大,肥胖会引起体内游离脂肪酸、胆固醇和甘油三酯水平升高,出现胰岛素抵抗,甚至糖尿病。

3. "瘦多囊"与"胖多囊"的治疗方案一样吗?

多囊卵巢综合征的治疗原则:保持健康生活方式、调整月经周期、治疗高雄激素、纠正代谢紊乱、治疗不孕、关注远期风险。下一个话题我们会详细介绍这些内容。"瘦多囊"与"胖多囊"都要遵循这些治疗原则。

在遵循治疗原则的基础上,"胖多囊"还需要通过饮食控制、运动、规律作息等减重。"瘦多囊"一般不需要减重,但是也要保持健康的生活方式,适当运动,如果有"隐性肥胖",也需要减少体脂,增高肌肉比例。

> "瘦多囊""胖多囊",同是多囊都心伤。
> 高血脂、高血糖,原是代谢有异常。

参考文献

[1] 刘冬,黄薇. 2023多囊卵巢综合征国际循证指南的解读与思考[J]. 实用妇产科杂志, 2024, 40(2): 112-115.

[2] 尹婧雯,杨纨,于多,等. 多囊卵巢综合征评估和管理国际循证指南推荐建议(2023年版)[J]. 中华生殖与避孕杂志, 2023, 43(11): 1099-1113.

[3] Teede H J, Tay C T, Laven J J E, et al. Recommendations from the 2023 international evidence-based guideline for the assessment and management of polycystic ovary syndrome?[J]. Hum Reprod, 2023, 38(9): 1655-1679.

(王莉莉 龚衍)

三　多囊卵巢综合征的烦恼

（五）多囊卵巢综合征来袭，我该怎么办？

小丽妈妈："小丽，医生说你患多囊卵巢综合征。你都结婚好几年了，还怀不上，我们去医院看看吧。"

医生："小丽、小丽妈妈，你们不要担心，多囊卵巢综合征虽然原因不明、表现复杂，还会伴随终生，但是我们有办法对付它。"

就像上一个话题提到的那样，多囊卵巢综合征的治疗原则是保持健康生活方式、调整月经周期、治疗高雄激素、纠正代谢紊乱、治疗不孕、关注远期风险。我们来逐个看看怎样实现。

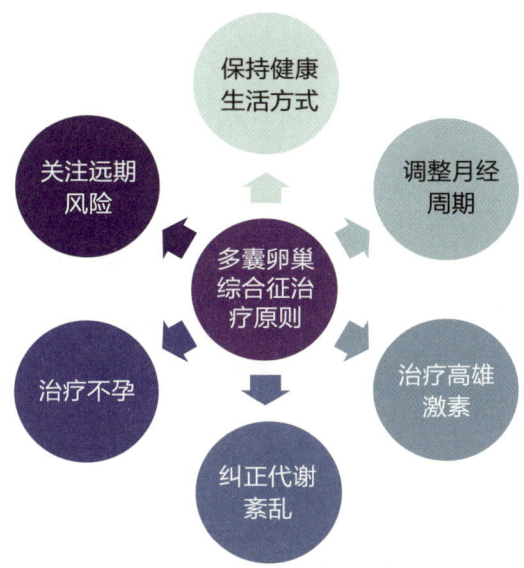

图17　多囊卵巢综合征治疗原则

1. 保持健康生活方式

健康生活方式是所有人都该保持的，也是多囊卵巢综合征的基础治疗方法。

（1）健康饮食。尽量少吃糖分高的食物，同时要摄入丰富的维生素、矿物质及膳食纤维。红烧肉、烧烤、火锅统统尽量少吃哦。

（2）运动。以有氧运动为主，中等强度运动至少每周150分钟。肥胖和超重的女性建议通过运动减重到正常体重。

（3）戒烟限酒，纠正不良生活习惯。

（4）保持心理健康，如果有焦虑、抑郁等不良情绪，需要找医生治疗。

也就是常说的"管住嘴，迈开腿，放宽心"，同时还要持之以恒。

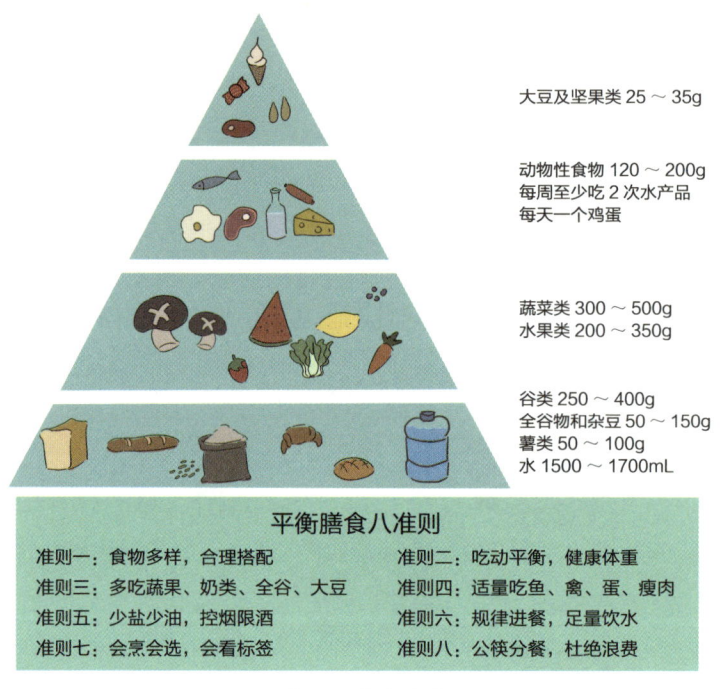

图18　健康饮食

2. 调整月经周期

在医生指导下，口服激素类药物调整月经周期，根据具体情况使用短效避孕药、孕酮类药物、雌激素类药物等。具体用药方案如下。

（1）周期性使用孕激素：适用于无高雄激素血症、无避孕需要的女性。从月经周期第14天开始，连续每天口服孕酮或地屈孕酮，共14天。

（2）短效避孕药：适用于月经量多、月经稀发、合并高雄激素、有避孕需要的女性。从月经周期第3～5天开始，每天口服达英-35（或妈富隆、优思明、优思悦等），连续21天。

（3）雌孕激素序贯疗法：适用于月经稀发、单用孕酮不来月经、无避孕需要的女性。从月经周期第 3～5 天开始，每天口服芬吗通（雌二醇片雌二醇地屈孕酮片复合包装）或克龄蒙（戊酸雌二醇片雌二醇环丙孕酮片复合包装），服完 1 盒为 1 个周期（21 天或 28 天）。

3. 治疗高雄激素

前面的话题中，我们已经介绍了治疗高雄激素的具体方法，这里就不再重复了。

4. 纠正代谢紊乱

前面的话题中，我们已经介绍了怎样纠正代谢紊乱，这里就不再重复了。

5. 治疗不孕

（1）保持健康生活方式：这是多囊卵巢综合征的一线治疗方法。具体内容在上一个话题中已详细讲述。

（2）促排卵治疗：口服氯米芬或来曲唑，效果欠佳则注射促性腺激素。

（3）卵巢打孔术：在下一个话题中将会详细介绍。

（4）人工授精：促排卵 6 个周期仍未妊娠，可以采用人工授精治疗。

（5）试管婴儿：人工授精失败，或者合并输卵管阻塞、丈夫精子质量差等，可以采用试管婴儿治疗。

（6）中医药治疗：药物、针灸等治疗措施可以改善内分泌代谢紊乱，有促进排卵的作用。

注意，采取以上治疗，均需要每 3～6 个月到医院复诊，评估治疗效果，由医生判断是否需要更换治疗措施。

6. 关注远期风险

一般情况下，坚持规范治疗，多囊卵巢综合征的远期风险（糖尿病、子宫内膜癌等）会明显降低。但是，多囊卵巢综合征是伴随一生的疾病，即使在医生指导下规范治疗，仍可能发生远期风险。因此，一定要强调每年复诊、定期健康体检、规范治疗。

治疗多囊听我讲，以下几点需记牢。
运动减脂足膳纤，低糖少油戒烟酒。
规律月经需用药，多种方案见成效。
激素代谢调整好，不孕也能解决掉。
少熬夜来多睡眠，日勤夜休不混淆。
慢病管理需长期，定期检查及时调。
秘方偏方不轻信，正规治疗最可靠。

参考文献

［1］多囊卵巢综合征诊治路径专家共识编写组.多囊卵巢综合征诊治路径专家共识［J］.中华生殖与避孕杂志，2023，43（4）：337-345.

［2］刘冬，黄薇.2023多囊卵巢综合征国际循证指南的解读与思考［J］.实用妇产科杂志，2024，40（2）：112-115.

［3］尹婧雯，杨纨，于多，等.多囊卵巢综合征评估和管理国际循证指南推荐建议（2023年版）［J］.中华生殖与避孕杂志，2023，43（11）：1099-1113.

［4］Teede H J, Tay C T, Laven J J E, et al. Recommendations from the 2023 international evidence-based guideline for the assessment and management of polycystic ovary syndrome?［J］. Hum Reprod, 2023, 38（9）：1655-1679.

（王莉莉　龚衍）

（六）卵巢打孔术，你听说过吗？

小美："医生，我患了多囊卵巢综合征，结婚1年多了还没有怀孕。我在网上看见卵巢打孔术可以帮助怀孕，这是真的吗？"

医生："我们前面聊了不少多囊卵巢综合征的治疗措施，但是都没有提到卵巢打孔术，这是有原因的，听我细细道来。"

1. 什么是卵巢打孔术？

卵巢打孔术顾名思义就是在卵巢上打孔，是通过开腹或腹腔镜手术，应用电针、激光在卵巢皮质上打孔，减少卵泡数，改善高雄激素、胰岛素抵抗等，从而诱导自然排卵，达到妊娠的目的。打孔数量是有讲究的，一般情况下，一侧卵巢打孔5个，既能达到恢复排卵的目的，又不会导致卵泡破坏过多，引起卵巢储备功能减退。

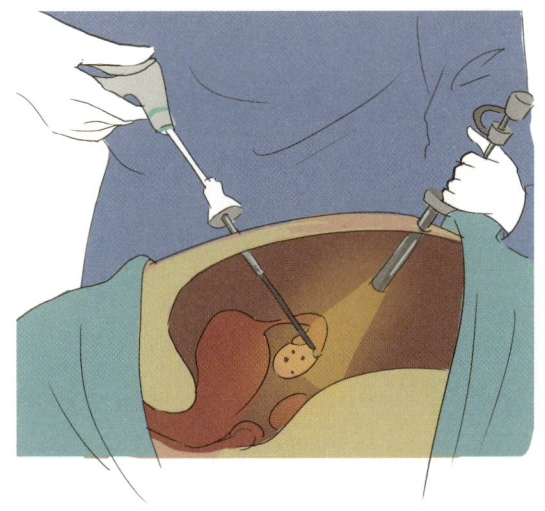

图19　卵巢打孔术

2. 每个多囊卵巢综合征的女性都适合行卵巢打孔术吗？

不是的！药物诱导排卵才是多囊卵巢综合征患者促排卵的一线治疗方案。药物诱导排卵治疗无效时，才考虑卵巢打孔术。并且卵巢打孔术主要适用于体重指数 ≤34kg/m^2、基础促黄体生成素>10U/L、游离睾酮水平过高的女性。

3. 卵巢打孔术有哪些风险呢？

卵巢打孔术需要在开腹或者腹腔镜手术时进行，手术费用比诱导排卵高很多，且需要麻醉，存在出血、感染、器官损伤、盆腔粘连、麻醉意外等风险。因此，即使诱导排卵失败的女性，也没有必要单独进行卵巢打孔术，而是在因其他因素（输卵管阻塞、子宫内膜异位症等）需要做开腹或者腹腔镜手术时，顺便行卵巢打孔术。

另外，因为卵巢打孔术要破坏部分卵泡，可能导致术后卵巢储备功能减退，所以目前卵巢打孔术用得越来越少。

今天讲讲打孔术，别听名字就犯怵。
不是人人都能用，毕竟有创有风险。
药物无效才考虑，就当多一条退路。
权衡利弊莫焦心，医生自会把握度。

参考文献

[1] 尹婧雯，杨纨，于多，等. 多囊卵巢综合征评估和管理国际循证指南推荐建议（2023年版）[J]. 中华生殖与避孕杂志，2023，43（11）：1099-1113.

[2] 多囊卵巢综合征诊治路径专家共识编写组. 多囊卵巢综合征诊治路径专家共识[J]. 中华生殖与避孕杂志，2023，43（4）：337-345.

[3] Teede H J, Tay C T, Laven J J E, et al. Recommendations from the 2023 International Evidence-based Guideline for the Assessment and Management of Polycystic Ovary Syndrome [J]. Fertil Steril, 2023, 120（4）：767-793.

（何丽冰　余孛）

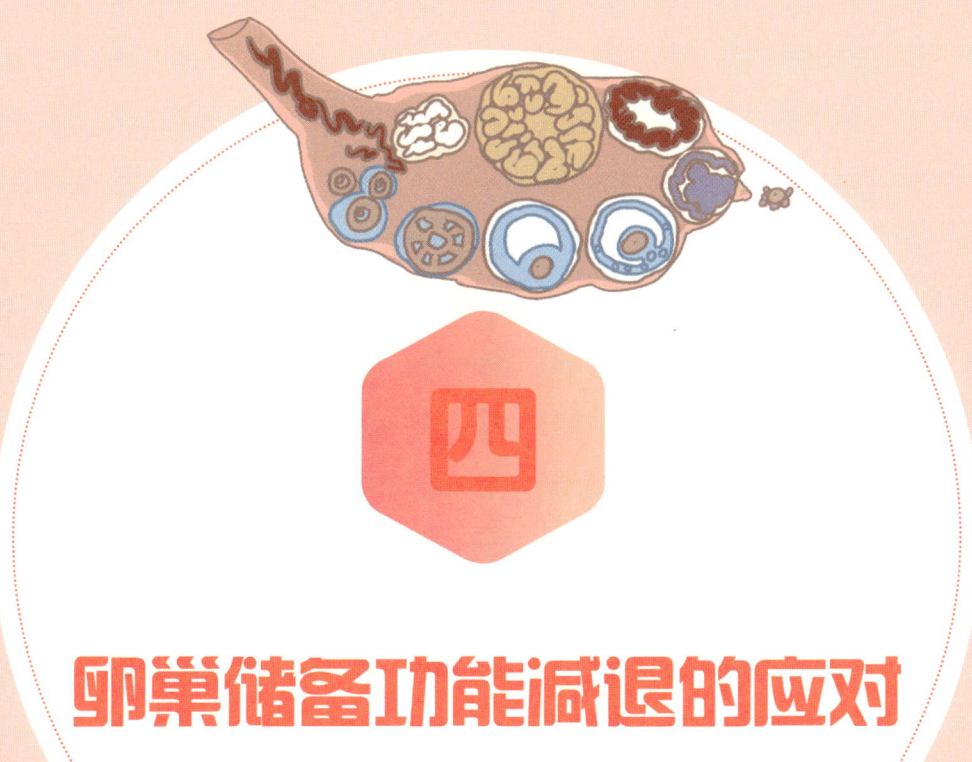

卵巢储备功能减退的应对

四 卵巢储备功能减退的应对

（一）卵巢储备功能减退与卵巢低反应，别再傻傻分不清

小美："医生，你看我的窦状卵泡数量、抗米勒管激素水平和小丽差不多，为什么诊断我是卵巢储备功能减退，而小丽是卵巢低反应呢？这难道是不一样的吗？"

医生："别急别急，我们来好好聊聊这个话题。"

1. 什么是卵巢储备功能减退？

卵巢储备功能指卵巢皮质中卵子数量和质量，反映了女性生育力。卵巢储备功能减退指卵子数量减少和（或）质量下降，导致生育力下降，表现为抗米勒管激素水平降低、窦状卵泡数量减少、月经期卵泡刺激素升高、月经失调等。这就好比一个石榴，本该有多粒石榴籽，结果只有寥寥可数的几粒。

符合这些条件就可以诊断卵巢储备功能减退：抗米勒管激素<1.1ng/mL，窦状卵泡<5个。小美就符合这个诊断标准。

2. 什么是卵巢低反应？

卵巢低反应（poor ovarian response，POR），顾名思义就是卵巢对超排卵药物的反应不佳，发育卵泡少，而超排卵药物用量大。卵巢低反应表现为超排卵中获卵数≤3个，可以导致无胚胎形成，如果移植胚胎，妊娠率也较低。

目前最常用的卵巢低反应诊断标准是2011年欧洲人类生殖和胚胎学学会（European Society of Human Reproduction and Embryology，ESHRE）和美国生殖医学会（American Society for Reproductive Medicine，ASRM）制定的博洛尼亚标准。至少满足以下3项条件中的任2项，即可诊断卵巢低反应：

（1）年龄≥40岁或者存在其他导致卵巢储备功能减退的危险因素（特纳综合征、卵巢手术史、癌症治疗史等）。

（2）前次采用标准方案超排卵，获卵数≤3个。

（3）卵巢储备功能减退，即抗米勒管激素<1.1ng/mL、窦状卵泡<5个。

可见，不管是否进行超排卵，只要卵泡数量减少达到一定的标准，就可以诊断卵巢储备功能减退。而在卵巢低反应中，卵巢储备功能减退只是其中一个诊断标准。

生命之源——卵巢

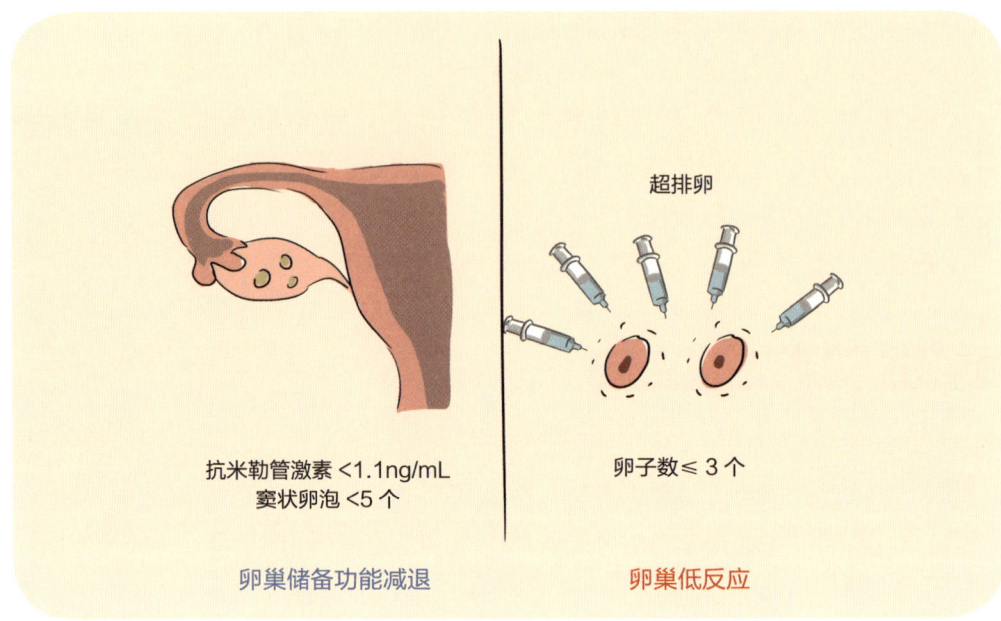

图20 卵巢储备功能减退与卵巢低反应

小丽卵巢储备功能减退,并且试管婴儿治疗时用了大剂量的超排卵药物,仅有2个卵泡发育,只取到了2个卵子,因此医生诊断了卵巢低反应。

3. 什么原因会导致卵巢储备功能减退呢?

(1)年龄:年龄越大,卵巢储备功能越弱。

(2)遗传因素:特纳综合征、脆性X综合征等染色体异常。

(3)医源性因素:盆腔手术史、肿瘤放化疗病史等。

(4)自身免疫因素:系统性红斑狼疮等,自身抗体对卵巢组织造成破坏。

(5)感染因素:细菌和病毒感染可能引起卵巢炎,导致卵泡数量和(或)质量下降。

(6)环境因素:环境污染、毒物接触、电离及电磁辐射、吸烟均会损害卵巢储备功能。

(7)社会-心理因素:长期处于紧张、焦虑状态,可能影响卵巢功能。

(8)不明原因:部分女性上述因素均不存在,可能是目前我们尚未知的原因造成的卵巢储备功能减退。

四 卵巢储备功能减退的应对

小美才24岁，没有家族遗传病史及其他手术史等，但是长期熬夜、工作压力也比较大，所以医生分析可能是社会-心理因素与小美卵巢储备功能减退有关。

4. 什么原因会导致卵巢低反应呢？

导致卵巢储备功能减退的因素均可能导致卵巢低反应。另外，卵巢储备功能正常，但是卵巢对超排卵药物不敏感，或者超排卵药物剂量太小等，都可能导致卵巢低反应。

5. 卵巢储备功能减退应该如何治疗？

如果已经发生卵巢储备功能减退，理论上是不可逆转的，只能尽量改善。目前常用的治疗方式有药物治疗（生长激素、辅酶Q10、脱氢表雄酮等）、中药治疗、针灸等。干细胞治疗目前处于研究阶段。

6. 卵巢低反应应该如何治疗？

卵巢低反应的治疗目的是改善再次超排卵的卵巢反应，尽量增加获卵数。如果卵巢低反应是由卵巢储备功能减退造成的，可以采用前面提到的治疗措施；如果是用药剂量不合理造成的，则调整用药剂量；如果是卵巢对超排卵药物反应差造成的，需要先分析原因，再针对性治疗。

牢记生活要健康，若想生娃要趁早。
有花堪折直须折，莫待无花空折枝。

参考文献

[1] Ferraretti A P, La Marca A, Fauser B C, et al. DHEA consensus on the definition of 'poor response' to ovarian stimulation for in vitro fertilization: The Bologna criteria [J]. Hum Reprod, 2011, 26（7）: 1616-1624.
[2] Motawi T M K, Rizk S M, Maurice N W, et al. The role of gene polymorphisms and AMH level in prediction of poor ovarian response in Egyptian women undergoing IVF procedure [J]. J Assist Reprod Genet, 2017, 34（12）: 1659-1666.
[3] Blumenfeld Z. What is the best regimen for ovarian stimulation of poor rsponders in ART/IVF? [J]. Front Endocrinol（Lausanne）, 2020, 11: 192.
[4] 卵巢储备功能减退临床诊治专家共识专家组，中华预防医学会生育力保护分会生殖内分泌生育保护学组. 卵巢储备功能减退临床诊治专家共识 [J]. 生殖医学杂志, 2022, 31（4）: 425-434.

（孔旭梅　龚衍）

（二）拯救卵巢，从了解开始

小萌来到门诊，愁容满面地给医生看检查报告单："医生，去年我在其他医院被诊断为早发性卵巢功能不全，但是上个月医生又说我是卵巢功能早衰，是不是诊断错了啊？"

小萌去年的检查报告显示抗米勒管激素水平为0.22ng/mL、卵泡刺激素水平为26.5mIU/mL、促黄体生成素水平为12.3mIU/mL、雌二醇水平为10pg/mL。今年她的检查报告显示抗米勒管激素水平为0.09ng/mL、卵泡刺激素水平为46mIU/mL、促黄体生成素水平为43mIU/mL、雌二醇水平为6pg/mL。

医生："你去年已查到卵巢功能减退，今年更明显了，两个诊断都对，但是两者又有区别。"

1. 什么是早发性卵巢功能不全和卵巢功能早衰？

早发性卵巢功能不全指女性在40岁前出现卵巢功能减退，主要表现为月经异常（闭经、月经稀发）、卵泡刺激素>25U/L、雌激素水平波动性下降。

敲重点！首先得满足40岁以下这个条件。如果已经50岁了，卵巢功能减退就是正常衰老，不能算是疾病。其次，得有月经异常的表现，如月经频发、稀发或停经4个月以上。最后，还要满足卵泡刺激素>25U/L，而且至少检测2次，两次间隔在4周以上。

卵巢功能早衰指女性40岁以前出现月经异常（闭经、月经稀发）、卵泡刺激素>40U/L、雌激素水平降低，患者有不同程度的低雌激素症状（潮热、失眠、烦躁等）。

可见，早发性卵巢功能不全的定义中包含了卵巢功能早衰，卵巢功能早衰是早发性卵巢功能不全的终末阶段。两者诊断标准的最大区别在于卵泡刺激素的水平。

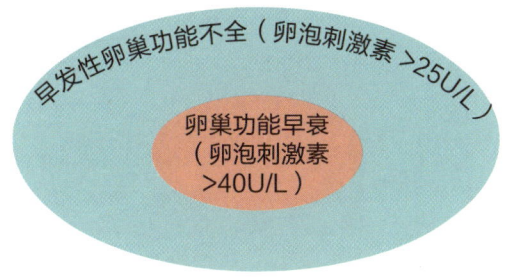

图21 早发性卵巢功能不全与卵巢功能早衰

2. 什么原因会导致卵巢功能早衰/早发性卵巢功能不全呢？

导致卵巢储备功能减退的原因都可能导致卵巢功能早衰/早发性卵巢功能不全，具体原因我们在前面已经详细阐述了（"卵巢储备功能减退与卵巢低反应，别再傻傻分不清"）。

3. 卵巢功能早衰/早发性卵巢功能不全能治疗吗？

卵巢有两大功能：一是排卵，即生育功能；二是分泌性激素，即内分泌功能。如果有生育需求，可以尽快采取辅助生殖技术等。如果没有生育需求，那就可以进行激素补充治疗，让月经月月来、常相见。

4. 怎么预防卵巢功能早衰呢？

（1）保持健康生活方式：作息规律不熬夜，饮食均衡不节食。摄入足够的营养物质，特别是维生素和必需微量元素。不抽烟、不酗酒。适度锻炼，维持正常体重。保持积极乐观的心态。

（2）远离有害卵巢的物质，如双酚A、农药和杀虫剂（有机磷、有机氯和除虫菊酯等）。远离危害健康的环境，如含大量放射性物质的环境。

（3）记录月经周期，出现异常及时就医。

（4）定期体检，及时发现可能导致卵巢储备功能减退的疾病，如自身免疫性疾病、卵巢子宫内膜异位囊肿等，及时评估生育力，采取治疗措施。

（5）不要听信谣传、盲目服用"卵巢保养品"，不要进行卵巢按摩、磁疗等保健，以免外力造成卵巢囊肿蒂扭转、破裂等损害。

（6）在卵巢储备功能尚未衰竭前冷冻卵巢组织或者卵子，是保留生育力的措施，但是尚未普及应用。

卵巢一样都会老，月经稀发卵泡少。
有时甚至要罢工，40岁前就撂挑。
如何保护生育力，生活规律爱自己。
衰老进程不可逆，激素治疗护健康。

参考文献

[1] 中华医学会妇产科学分会绝经学组. 早发性卵巢功能不全的临床诊疗专家共识（2023版）[J]. 中华妇产科杂志，2023，58（10）：721-728.

[2] "The 2022 Hormone Therapy Position Statement of The North American Menopause Society" Advisory Panel. The 2022 hormone therapy position statement of The North American Menopause Society [J]. Menopause，2022，29（7）：767-794.

[3] Craciunas L，Zdoukopoulos N，Vinayagam S，et al. Hormone therapy for uterine and endometrial development in women with premature ovarian insufficiency [J]. Cochrane Database Syst Rev，2022，10（10）：CD008209.

[4] 中华医学会妇产科学分会绝经学组. 中国绝经管理与绝经激素治疗指南2023版 [J]. 中华妇产科杂志，2023，58（1）：4-21.

（闫梅　余孛）

（三）蜂蜜、豆浆是卵巢的"青春秘籍"？

小丽在做B超检查："医生！我的卵巢功能不好，最近天天喝蜂蜜水和豆浆，今天卵泡多一点了吗？"

医生："什么？这是在哪学来的？"

小丽："我们隔壁的阿姨说的，豆浆喝得早，卵巢才会好，功效要加倍，蜂蜜少不了！我想着反正我的卵巢功能也不好，试一下呗，万一我的卵巢变年轻了呢！"

医生："这顺口溜还……还挺顺的，要是蜂蜜、豆浆能改善卵巢功能那就好啦，还是听我讲吧！"

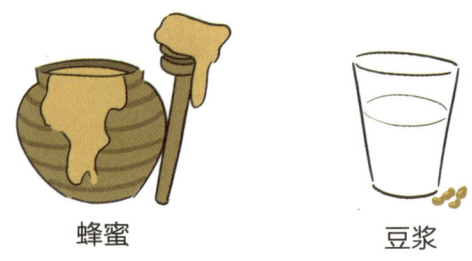

蜂蜜　　　　　豆浆

图22　含植物雌激素的食物

1. 卵巢储备功能减退是不可逆的吗？

导致卵巢储备功能减退的原因比较多，包括高龄、遗传、免疫、感染、环境、医源性等因素。因为卵子不能复制和再生，一旦发生卵巢储备功能减退，目前认为这是不可逆的。

2. 蜂蜜、豆浆真的能让卵巢"变年轻"吗？

蜂蜜富含多种维生素、矿物质、氨基酸和抗氧化物等，虽然这些营养成分对身体有益，但并没有科学证据证明蜂蜜能改善卵巢储备功能。而且蜂蜜可快速升高血糖，糖代谢异常的女性应限制摄入量。所以，不是每个人都适合喝蜂蜜哟！

豆浆富含大豆异黄酮，这是一种植物雌激素，结构与人体内的雌激素相似，在一定程度上能够发挥类似雌激素的作用。因此有人给豆浆戴上了"改善卵巢储备功能"的帽子。然而，大豆异黄酮的雌激素活性仅为人体内雌激素的0.01%～0.10%，

四 卵巢储备功能减退的应对

非常低，而且大豆异黄酮在豆制品中含量极少，每天喝5000～20000mL豆浆才相当于口服1mg雌二醇。可见，依靠"食补"改善卵巢储备功能是不科学的。

3. 有什么办法能改善卵巢储备功能吗？

虽然卵巢储备功能减退是不可逆的，但是我们也不能坐以待毙。那什么是我们可以做的呢？上一个话题中，我们已经详细介绍了保护卵巢储备功能的措施，这里不再重复。

如果已经发生了卵巢储备功能减退，需要请医生进行全面评估和适当治疗。

> 蜂蜜豆浆养卵巢？胡吃乱喝恐反效。
> 自然衰退不可逆，遵医保健和用药。
> 定期检查早干预，莫待拖延医无招。
> 珍爱卵巢常关注，岁月安宁伴君笑。

参考文献

[1] 樊梓怡，李蓉. 卵巢储备功能降低的评估新建议[J]. 中国计划生育和妇产科，2022，14（6）：23-25.

[2] 刘阿慧，张学红. 卵巢储备功能降低女性的生育策略研究新进展[J]. 中国计划生育和妇产科，2022，14（6）：10-13.

[3] 中华医学会妇产科学分会绝经学组. 早发性卵巢功能不全的临床诊疗专家共识（2023版）[J]. 中华妇产科杂志，2023，58（10）：721-728.

[4] Rahman R, Panay N. Diagnosis and management of premature ovarian insufficiency [J]. Best Pract Res Clin Endocrinol Metab, 2021, 35（6）: 101600.

[5] 谢幸，孔北华，段涛. 妇产科学[M]. 9版. 北京：人民卫生出版社，2018.

（叶琳　梁梅玉）

生命之源——卵巢

（四）月经量少：绝经的前奏？

小美愁容满面："医生，我月经量这两年越来越少，最近偶尔只用卫生护垫都行，网上说这是绝经前的表现，我是不是快绝经了？"

医生："别急，我们来分析一下。你才30岁，没有接触过有毒有害物质，家里亲戚也没有早绝经的情况，生活作息规律，早绝经的概率小。我们先做检查吧。"

检查后，小美的抗米勒管激素水平为2.5ng/mL，基础性激素正常，左侧卵巢有9个窦状卵泡，右侧卵巢有11个窦状卵泡，月经中期子宫内膜厚度为9mm，均在正常范围。

医生："卵巢储备功能的几个重要指标均在正常范围，不是快绝经了，不要自己吓自己！"

小美："那我的月经量为什么这两年明显减少呢？"

1. 多少月经量是正常的，多少是不正常呢？

一个月经期中，正常的月经量为20～60mL。如一个月经期中月经量多于80mL称为月经量多，80mL大概就是一瓶250mL牛奶的1/3。月经量多的原因包括子宫肌瘤、子宫腺肌病、子宫内膜息肉、凝血功能障碍等，需结合病史及辅助检查后确定原因。如一个月经期中月经量少于5mL，则称为月经量少。5mL相当于一个饮料瓶盖，所以真正月经量少的女性是很少的。

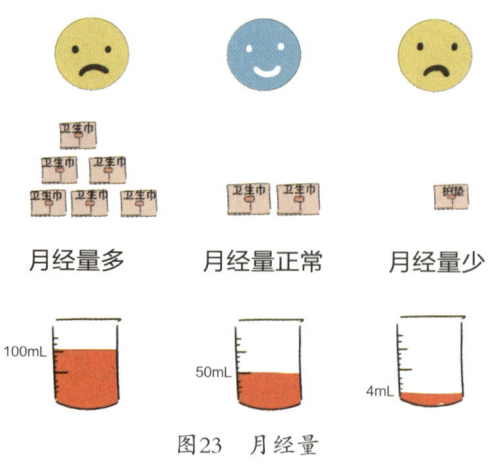

图23 月经量

2. 什么原因会导致月经量少呢？

（1）宫腔异常：各种因素导致的内膜受损，如人工流产、引产、内膜结核等。

（2）内分泌功能异常：多囊卵巢综合征、高催乳素血症、卵巢储备功能减退、甲状腺功能异常等。

（3）精神心理因素：工作、生活等各种因素导致压力大。

（4）其他：营养状况差、全身严重疾病等。

医生分析后告知小美："首先，可以排除卵巢功能减退导致的月经量少。其次，以前没有宫腔手术、没有得过结核，超声检查子宫内膜也是正常厚度，所以不考虑宫腔因素。检查了肝肾功能、甲状腺功能等也正常，所以暂时不考虑这些因素导致的月经量少……"

小美："医生，我想起来了，两年前我换了工作，工作压力的确很大，经常睡眠不足、焦虑，月经量就是在那不久后开始逐渐减少的。"

3. 月经量少怎样治疗呢？

找到原因，对因治疗。

（1）精神心理因素：改善生活方式、调整饮食结构、放松心情、减缓压力。

（2）宫腔异常：对于宫腔粘连导致的月经量少，采用宫腔镜手术分离粘连。

（3）内分泌功能异常：针对内分泌疾病进行治疗。

小小月经，拿捏你心。
量多量少，你都忧心。
内耗停经，生病来勤。
生活健康，调理秘籍。
作息规律，情绪稳定。
药物手术，对症而定。

参考文献

[1] Zhang J, Shi C, Sun J, et al. Analysis of factors affecting the prognosis of patients with intrauterine adhesions after transcervical resection of adhesions [J]. Fertil Steril, 2024, 122（2）: 365-372.

[2] Wang L, Guo C, Cao H. Effect of hysteroscopic adhesiolysis on recurrence, menstruation and pregnancy outcomes in patients with different degrees of intrauterine adhesions [J]. Am J Transl Res, 2022, 14（1）: 484-490.

[3] 中华医学会妇产科学分会妇科内分泌学组. 异常子宫出血诊断与治疗指南（2022更新版）[J]. 中华妇产科杂志, 2022, 57（7）: 481-490.

[4] 卵巢储备功能减退临床诊治专家共识专家组, 中华预防医学会生育力保护分会生殖内分泌生育保护学组. 卵巢储备功能减退临床诊治专家共识 [J]. 生殖医学杂志, 2022, 31（4）: 425-434.

（孔旭梅　余孛）

四　卵巢储备功能减退的应对

（五）室友竟从未来过月经？揭开原发性闭经的谜团

大学新生活开始了，娜娜和几位室友很快就成了无话不谈的好朋友。一天晚上，几个女生聚在一起聊起了关于健康和月经的话题。

娜娜突然说："其实我从来没有来过'大姨妈'。"

"真的吗？怎么会这样？"室友们都非常惊讶，"你爸妈不着急吗？"

娜娜沉默了一会儿说："我的爸爸妈妈都在城里打工，是爷爷奶奶把我拉扯大的，月经这个事儿谁都没有在意过，我自己也觉得不来月经挺好的，不会弄脏裤子……"

室友们很同情娜娜，第二天陪她到医院检查。原来娜娜患有原发性闭经，被诊断为"米勒管发育不全综合征"，她的子宫和部分阴道没有发育完全。

1. 什么是原发性闭经呢？

闭经是常见的妇科症状，表现为无月经或月经停止。闭经根据既往是否有过月经，分为原发性闭经、继发性闭经。原发性闭经指年龄超过16岁，第二性征（乳房、外阴）已发育，月经还未来潮；或者年龄超过14岁，第二性征未发育。继发性闭经是曾经来过月经的女性，出现月经停止超过3个周期或者6个月。

根据第二性征是否存在，可以将原发性闭经分为两类。

（1）第二性征存在的原发性闭经：主要是米勒管发育不全综合征（Mayer-Rokitansky-Küster-Hauser syndrome，MRKHS），是由于副中肾管发育异常导致的先天畸形，主要表现为子宫和阴道上部（通常为阴道的2/3）部分或完全缺失。娜娜就患有米勒管发育不全综合征，因此一直未来月经。除此之外，雄激素不敏感综合征、卵巢不敏感综合征、先天性生殖道异常（无阴道、阴道横隔）、真两性畸形等都会导致患者有不同程度的第二性征发育但无月经。

（2）第二性征缺乏的原发性闭经：低促性腺激素性腺功能减退是下丘脑分泌促性腺激素释放激素或垂体分泌促性腺激素不足，导致原发性闭经，最常见表现为体质性青春发育延迟。嗅觉缺失综合征（Kallman综合征）、高促性腺激素性腺功能减退（如特纳综合征）都可以导致缺乏第二性征、闭经。

生命之源——卵巢

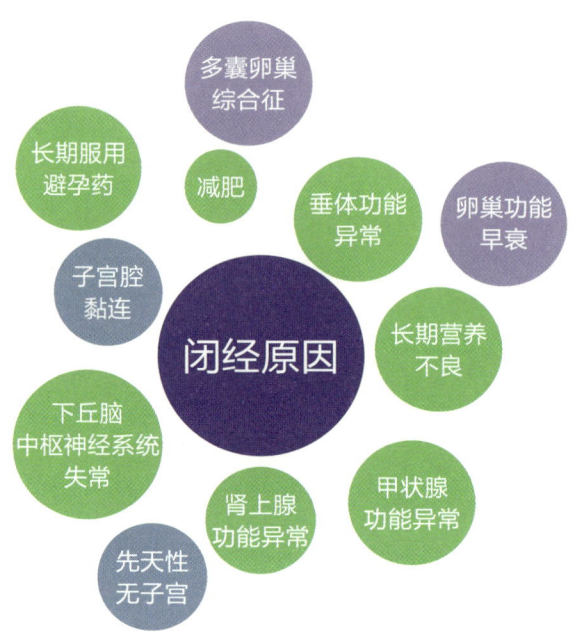

图24　闭经原因

2. 原发性闭经需要做什么检查呢?

如果青春期的女生一直没有来月经,需要到医院做以下检查。

(1)首先详细告知医生这些情况:是否来过月经,第一次来月经时的年龄,月经周期是否规律,月经量和持续时间,有无泌乳、头痛、视觉变化、嗅觉减退等,亲戚中有无月经异常。

(2)体格检查:身高、体重、第二性征(乳房和外阴)发育情况。

(3)查血:查性激素水平、甲状腺功能、染色体等,必要时还要做基因检测。

(4)影像学检查:超声检查盆腔,了解子宫、卵巢发育情况,如果怀疑下丘脑、垂体异常,则进行头颅MRI检查。

3. 原发性闭经怎样治疗呢?

治疗方法取决于闭经的原因。有时需要多学科的专业团队协作,包括妇科、内分泌科、生殖医学科和心理咨询师等,一起制订完善的治疗方案。

(1)解剖性闭经:阴道或子宫发育异常,通过手术恢复正常的解剖结构,如阴

四 卵巢储备功能减退的应对

道成形术。

（2）功能性闭经：激素替代疗法，即通过周期性给予雌激素和孕激素来诱发月经，同时降低低雌激素导致骨质疏松或心血管疾病的风险，提高生活质量。

（3）其他内分泌腺功能异常：如甲状腺或肾上腺功能异常，采用相应的治疗措施，调整激素水平。

（4）心理压力导致的闭经：在激素替代治疗的同时，给予心理和情感支持，家人和亲友的关心尤其重要，可帮助恢复身心健康。

青春期过无月经，来过之后半年停。
别图方便不上心，这种异常叫闭经。

参考文献

[1] Yatsenko S A, Witchel S F, Gordon C M. Primary amenorrhea and premature ovarian insufficiency [J]. Endocrinol Metab Clin North Am, 2024, 53 (2): 293-305.

[2] Pitts S, DiVasta A D, Gordon C M. Evaluation and management of amenorrhea [J]. JAMA, 2021, 326 (19): 1962-1963.

[3] Seppä S, Kuiri-Hänninen T, Holopainen E, et al. Management of endocrine disease: Diagnosis and management of primary amenorrhea and female delayed puberty [J]. Eur J Endocrinol, 2021, 184 (6): R225-R242.

（吴洋　余亨）

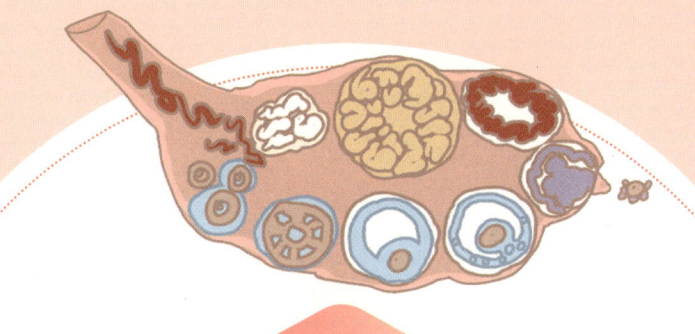

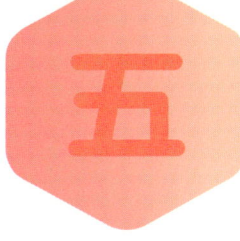

卵泡未破裂黄素化综合征：鲜为人知的挑战

五 卵泡未破裂黄素化综合征：鲜为人知的挑战

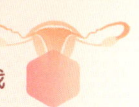

（一）卵泡不破？这事儿还真有！

小美的排卵监测单上写着"右卵巢囊性结构，可疑黄素化囊肿"。

小美一脸丧气："医生，我自己测排卵试纸有强阳，医院监测排卵卵泡也长得不错，但都好几个周期了还是没怀上。彩超检查，一会儿有囊肿，一会儿又消失了，也不知道是什么原因。"

医生："可能是卵泡未破裂黄素化综合征。"

1. 卵泡未破裂黄素化综合征到底是什么？

正常情况下，女性卵巢中卵泡发育成熟（平均直径达到18mm），分泌雌激素达到高峰，进而刺激垂体分泌大量促黄体生成素，形成促黄体生成素峰，即下丘脑-垂体-卵巢轴（hypothalamic-pituitary-ovarian axis，HPOA）正反馈。促黄体生成素峰促进卵泡最终成熟，卵泡壁变薄，卵泡内压力增加，将卵子及周围包裹的卵丘颗粒细胞、卵泡液从表面的破口排出，这就是神奇的排卵过程。这个过程很快，犹如火山喷发一样，从卵巢中喷射出卵子，卵子进入输卵管，才有机会和精子结合，孕育宝宝。无论受孕与否，卵巢每个月都会排出一个卵子。如果没有受孕，月经期就会随着孕激素水平的急剧下降如期而至。

卵泡未破裂黄素化综合征（luteinized unruptured follicle syndrome，LUFS）是一种排卵障碍，指卵子成熟，但是卵泡不破裂，卵子不能顺利排出卵巢，在卵泡里老化、萎缩，而不能与精子相遇。这成熟的卵子就好比待嫁的女子，待字闺中却迟迟未出嫁。

生命之源——卵巢

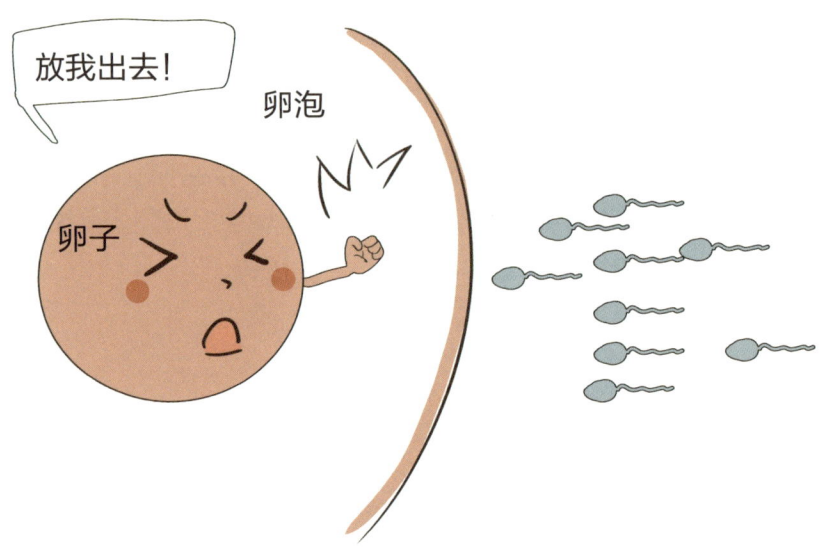

图25 卵泡未破裂黄素化综合征

2. 怎样才能发现卵泡未破裂黄素化综合征呢？

只能靠超声检查发现：卵泡不排，形成囊肿，包膜增厚，界限模糊，张力降低，卵泡内出现像柳絮一样的强回声。一般在下次月经期，或者2～3个月经周期后，囊肿才逐渐萎缩、消失。一般持续3个月出现这种情况，才诊断卵泡未破裂黄素化综合征。

注意，卵泡不排也可能来月经，因为黄素化的颗粒细胞也可以产生孕激素，囊肿闭锁，孕激素下降，就会来月经。

3. 什么原因导致卵泡未破裂黄素化综合征呢？

（1）中枢性因素。凡是导致下丘脑-垂体-卵巢轴功能异常的因素，均可能导致促黄体生成素分泌不足，不能形成促黄体生成素峰，排卵就会受到阻碍。常见的有高催乳素血症、情绪波动大、精神过度紧张等。

（2）卵巢局部异常。卵巢周围的炎症、粘连，或者子宫内膜异位症等，均会导致卵巢表面被这些病变粘连包裹，就像裹粽子一样，把卵巢变成了"粽子里的馅"。这种情况下，即使有促黄体生成素峰，卵子也无法冲破包裹严实的"粽叶"，无法正常排卵。

五　卵泡未破裂黄素化综合征：鲜为人知的挑战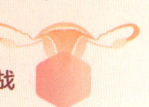

导致卵泡未破裂黄素化综合征的原因可以只有一个，也可以几个原因同时存在。

卵子成熟要出门，困难重重难离家。
吉时错过不排卵，最终形成黄素化。

参考文献

[1] 杨一冰，蓝家富. 黄素化未破裂综合征发病机制及诊疗进展[J]. 实用妇科内分泌电子杂志，2023，10（33）：67-72.

[2] Etrusco A, Buzzaccarini G, Cucinella G, et al. Luteinised unruptured follicle syndrome: pathophysiological background and new target therapy in assisted reproductive treatments[J]. J Obstet Gynaecol, 2022, 42（8）: 3424-3428.

[3] 杨亚红，周智辉，杨小颀. 卵泡黄素化不破裂综合征的中医外治疗法研究进展[J]. 中国计划生育和妇产科，2023，15（8）：59-61，69.

（卢晓红　龚衍）

（二）卵泡不破，生育之路就堵了吗？

小美很焦虑："医生，我得了卵泡未破裂黄素化综合征，是不是没有机会当妈妈了？怎么办啊？"

医生："不要太担心，卵泡未破裂黄素化综合征主要影响怀孕，对健康一般不会有什么影响。如果计划怀孕，还是有办法的。"

1. 卵泡未破裂黄素化综合征患者的生育之路

首先，需要再次强调，偶尔一次卵泡不排、形成囊肿，不是卵泡未破裂黄素化综合征，不用治疗。

确定是卵泡未破裂黄素化综合征，则首先需要查找原因，针对性治疗。

（1）如果有高催乳素血症、多囊卵巢综合征，治疗原发疾病后一般会恢复排卵。

（2）如果卵巢被粘连包裹，通过手术分解粘连有助于排卵。

（3）如果精神过度紧张等，调整情绪后一般可以恢复排卵。

（4）如果促黄体生成素分泌不足，卵泡成熟后注射5000～10000U人绒毛膜促性腺激素，可以模拟体内促黄体生成素峰，促进卵泡破裂。也可以注射促性腺激素释放激素激动剂，促进垂体分泌促黄体生成素促使排卵。针刺太冲、阳陵泉、丰隆、血海等穴，有助于兴奋下丘脑-垂体-卵巢轴，诱导促黄体生成素峰出现，从而诱发排卵。

以上治疗无效，可以采用辅助生殖技术。

（1）如果单纯因为卵泡未破裂黄素化综合征导致不孕，其他检查（输卵管、丈夫精液等）均正常，比较简单的方法是在卵泡成熟后，在阴道超声指引下，用穿刺针刺破卵泡。但是穿刺手术有感染、出血、损伤卵巢周围组织器官的风险。并且阴道穿刺后不能进行性生活，以免感染，所以只能紧接着采取人工授精的方式，将丈夫的精子注入子宫。这种方法怀孕成功率较低。

（2）更有效的方法是采用试管婴儿治疗。首先超排卵，促使多个卵泡发育，然后在阴道超声引导下穿刺、抽吸卵子，卵子与精子在体外结合，发育成胚胎，再将胚胎移植到准妈妈的子宫内。试管婴儿直奔怀孕主题，成功率较高，但是需要符合试管婴儿的指征，费用也较高。

五　卵泡未破裂黄素化综合征：鲜为人知的挑战

2. 辟谣专区

有谣言称可以通过运动促进排卵，如跳绳、爬楼梯、慢跑等。排卵是"内力"作用的结果，体内释放的促黄体生成素、前列腺素等才是让卵子排出的重要因素。跳绳、爬楼梯等促进卵子排出缺乏科学依据，且剧烈运动还存在黄体破裂、腹腔内出血、卵巢囊肿蒂扭转等风险！所以，不要轻信谣言。

偶尔不破不要紧，多次不排才是病。
不信传言讲科学，辅助生殖助好孕。

参考文献

[1] 杨一冰，蓝家富. 黄素化未破裂综合征发病机制及诊疗进展[J/OL]. 实用妇科内分泌电子杂志，2023，10（33）：67-72.

[2] Etrusco A, Buzzaccarini G, Cucinella G, et al. Luteinised unruptured follicle syndrome: pathophysiological background and new target therapy in assisted reproductive treatments[J]. J Obstet Gynaecol, 2022, 42（8）: 3424-3428.

[3] 杨亚红，周智辉，杨小颀. 卵泡黄素化不破裂综合征的中医外治疗法研究进展[J]. 中国计划生育和妇产科，2023，15（8）：59-61，69.

（卢晓红　余孛）

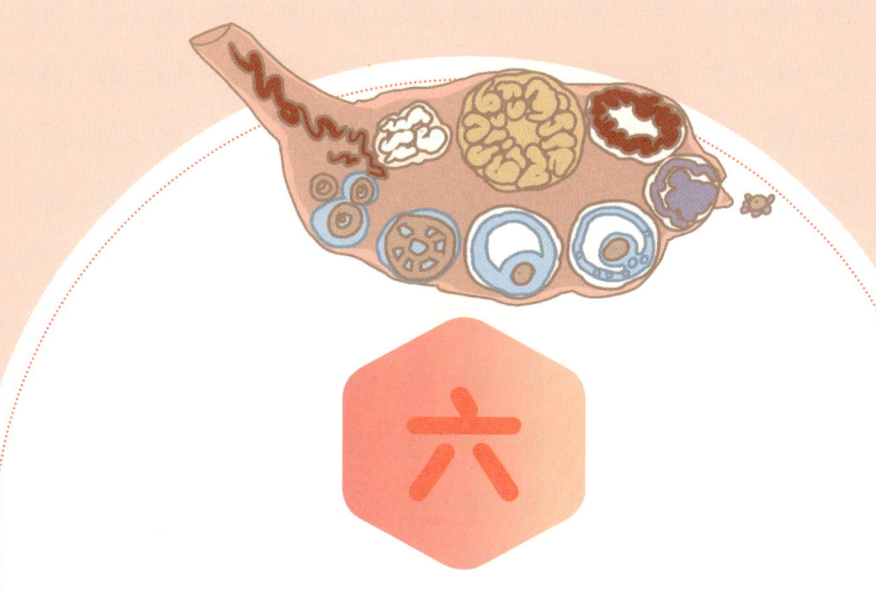

六

卵巢子宫内膜异位症：巧克力囊肿的真相

六 卵巢子宫内膜异位症：巧克力囊肿的真相

（一）卵巢巧克力囊肿与巧克力有关系吗？

小美彩超检查发现卵巢上有"巧克力囊肿"，这个名词把小美都整懵了，只听过巧克力草莓，从来没听过巧克力囊肿。小美赶紧往医生诊室跑。

巧克力这么美好的食物居然是一种女性疾病的名称？

1. 卵巢上怎么会有巧克力囊肿呢？

卵巢巧克力囊肿是俗称，医学名称为卵巢子宫内膜异位囊肿（ovarian endometrioma），是子宫内膜组织出现在卵巢上，并且与正常子宫内膜一样，出现周期性生长、浸润、出血，但是不能和正常子宫内膜一样脱落、排出体外，而是在卵巢局部发生坏死、出血，继而引发疼痛、形成结节或包块。每个月均周期性地发生这种情况，久而久之，陈旧性血液聚集在囊内形成咖啡色黏稠液体，看起来像融化的巧克力，所以称为卵巢巧克力囊肿。

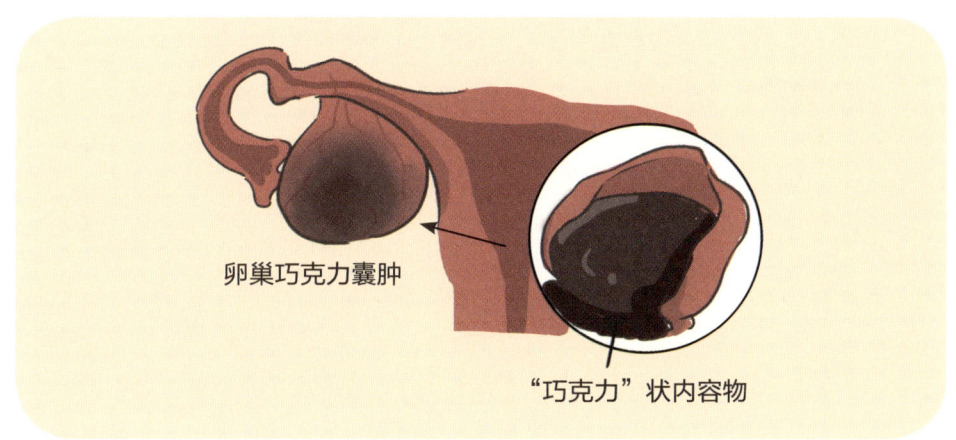

图26　卵巢巧克力囊肿

卵巢巧克力囊肿跟吃巧克力没有任何关系。卵巢巧克力囊肿的发病原因与免疫异常、炎症、遗传等因素有关，发病机制尚未明确，有多种学说进行解释，包括经血逆流学说（逆流至盆腔的经血中含子宫内膜组织，这些组织在子宫外黏附、侵袭、生长等，形成异位囊肿）、体腔上皮化生学说、血管及淋巴转移学说、干细胞学说等。

2. 卵巢巧克力囊肿会造成什么影响吗？

小美还有一个疑问："我平时能吃能喝、能跑能跳，没有任何不舒服，好像巧克力囊肿对我没有什么影响，不会造成不适。"

医生："有卵巢巧克力囊肿的女性多数没有症状，只是在超声检查时发现了卵巢囊肿。但是有部分女性有不孕、下腹痛、痛经、囊肿破裂、感染等症状。"

3. 卵巢巧克力囊肿会像肿瘤一样破坏卵巢吗？

小美听到"囊肿"两个字，还是有些害怕，巧克力囊肿是肿瘤吗？

医生："卵巢巧克力囊肿不是肿瘤，但是有肿瘤的一些特点，比如浸润性生长、破坏卵巢组织，甚至癌变。异位的子宫内膜很少发生癌变，发生率小于1%。卵巢巧克力囊肿本身可以破坏卵巢组织，而且容易反复发生自发破裂或渗漏，周围发生局部炎症，使卵巢与周围组织紧密粘连，导致卵巢功能失调、不排卵。卵巢巧克力囊肿还可以导致输卵管粘连或闭锁，也会造成不孕。"

巧囊名字听着美，原是内膜长异位。
周期生长还出血，破坏卵巢致不孕。

参考文献

[1] 冷金花, 戴毅, 狄文, 等. 子宫内膜异位症诊治指南[J]. 中华妇产科杂志, 2021, 56（12）: 812-814.

[2] Capmas P, Brun J L, Legendre G, et al. Ulipristal acetate use in adenomyosis: A randomized controlled trial[J]. J Gynecol Obstet Hum Reprod, 2021, 50（1）: 101978.

[3] 彭超, 黄艳, 周应芳. 子宫内膜异位症的早期诊断和治疗[J]. 中国实用妇科与产科杂志, 2024, 40（5）: 485-489.

[4] Skorupskaite K, Hardy M, Bhandari H, et al. Evidence based management

of patients with endometriosis undergoing assisted conception: British fertility society policy and practice recommendations [J]. Hum Fertil (Camb), 2024, 27 (1): 2288634.

（秦娟　龚衍）

（二）得了卵巢巧克力囊肿该怎么办？

小美自从查出有卵巢巧克力囊肿后非常焦虑："医生，我需要做手术把囊肿切掉吗？"

医生："卵巢巧克力囊肿不是卵巢肿瘤，治疗方法包括定期复查、药物治疗、手术治疗，如果导致不孕，必要时可以采用试管婴儿等。"

1. 哪些卵巢巧克力囊肿不需要治疗？

如果卵巢巧克力囊肿直径<4cm，无明显症状，可以定期随访，暂时不用治疗。一般间隔8～12周复查血清糖类抗原125（CA125）及超声等。随访过程中发现异常时再采取相应的治疗措施。

2. 哪些卵巢巧克力囊肿需要药物治疗？

如果卵巢巧克力囊肿直径<4cm、有盆腔疼痛，就可以使用药物治疗。治疗药物包括口服避孕药、孕激素类药物、孕三烯酮、促性腺激素释放激素激动剂等。药物治疗期间需要每3个月随访1次，随访内容包括临床症状检查、妇科检查和超声检查。

3. 哪些卵巢巧克力囊肿需要手术治疗？

如果卵巢巧克力囊肿直径≥4cm、合并不孕、疼痛，经药物治疗无效，则需要手术治疗。对于有生育要求的患者，可采取腹腔镜下囊肿剥除术，术中尽量保护正常卵巢组织。术后6～12个月是妊娠的最佳时期，建议积极试孕。而对于无生育要求的年长患者（如年龄≥45岁）或囊肿存在恶变高风险者，可行附件切除术。

卵巢巧克力囊肿在剥除过程中会带走大量卵巢皮质的卵泡，术后容易造成卵巢储备功能减退。有生育要求及合并不孕的患者，术前应由妇科和生殖科医生联合会诊，进行详细的生育力评估，制订恰当的治疗方案。

六 卵巢子宫内膜异位症：巧克力囊肿的真相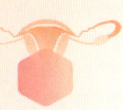

医生："小美，你现在无明显症状，卵巢巧克力囊直径在3cm左右，血清糖类抗原125等指标均正常。你才开始备孕，因此不会诊断不孕。暂时不需要药物和手术治疗，但是需间隔8～12周到医院随访，如果情况有变化，我们再考虑更换治疗方案。所以，不用焦虑啦！"

得了巧囊怎么办？随访药物和手术。
生育受阻别茫然，辅助生殖来帮忙。

参考文献

[1] 冷金花，戴毅，狄文，等. 子宫内膜异位症诊治指南[J]. 中华妇产科杂志，2021，56（12）：812-814.

[2] Capmas P, Brun J L, Legendre G, et al. Ulipristal acetate use in adenomyosis: A randomized controlled trial [J]. J Gynecol Obstet Hum Reprod, 2021, 50（1）: 101978.

[3] 彭超，黄艳，周应芳. 子宫内膜异位症的早期诊断和治疗[J]. 中国实用妇科与产科杂志，2024，40（5）：485-489.

[4] Skorupskaite K, Hardy M, Bhandari H, et al. Evidence based management of patients with endometriosis undergoing assisted conception: British fertility society policy and practice recommendations [J]. Hum Fertil（Camb），2024, 27（1）: 2288634.

（秦娟　余孛）

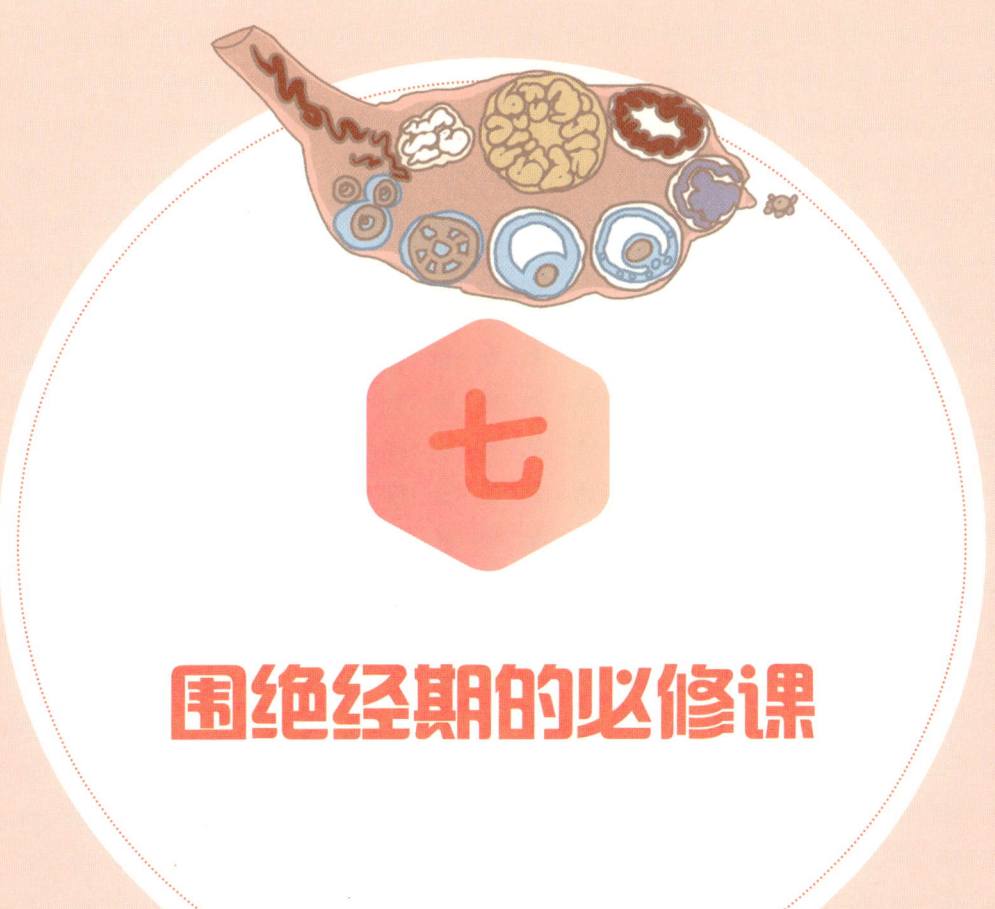

七

围绝经期的必修课

七 围绝经期的必修课

（一）更年期，女性的必经之路

小美最近有家不能回，十分苦恼。同事关切地问她怎么了。

小美："我妈妈刚过50岁，最近性情大变，天天在家莫名其妙地发脾气，看我各种不顺眼。"

同事安慰道："阿姨是不是进入更年期了，医院有更年期专科门诊，带阿姨去看看，听听医生怎么说。"

经过小美耐心劝导，小美妈妈终于来到医院。小美妈妈一脸疑惑："医生，我女儿说我进入更年期了，到底更年期是什么呢？"

1. 什么是更年期？

更年期又称为围绝经期（perimenopausal period），是女性卵巢功能开始衰退到绝经后1年内的时期。

每位女性都要经历更年期，但不是每个人的感受都一样，持续的时间也有差异。

2. 更年期有什么症状呢？

更年期症状一般发生在50岁左右的女性：曾经健康的女性莫名感到一阵阵潮热或心悸，曾经温柔的女性却总是控制不住想发脾气，曾经贪睡的女性却辗转难眠、凌晨早醒，曾经爱运动的女性总是感到各部位疼痛，曾经和谐的夫妻生活也不再让人满意。

总之会感觉哪儿都不对了，生活质量明显下降。有很多人会去神经科、骨科、心血管科甚至心理科就诊，检查结果却都是正常。这个时候就需要注意了，可能是进入了更年期。

所以，更年期的症状包括月经紊乱、情绪不稳定、潮热、盗汗、心悸、胸闷、头痛、失眠、疲劳、阴道疼痛、性欲减退、骨质疏松等。

生命之源——卵巢

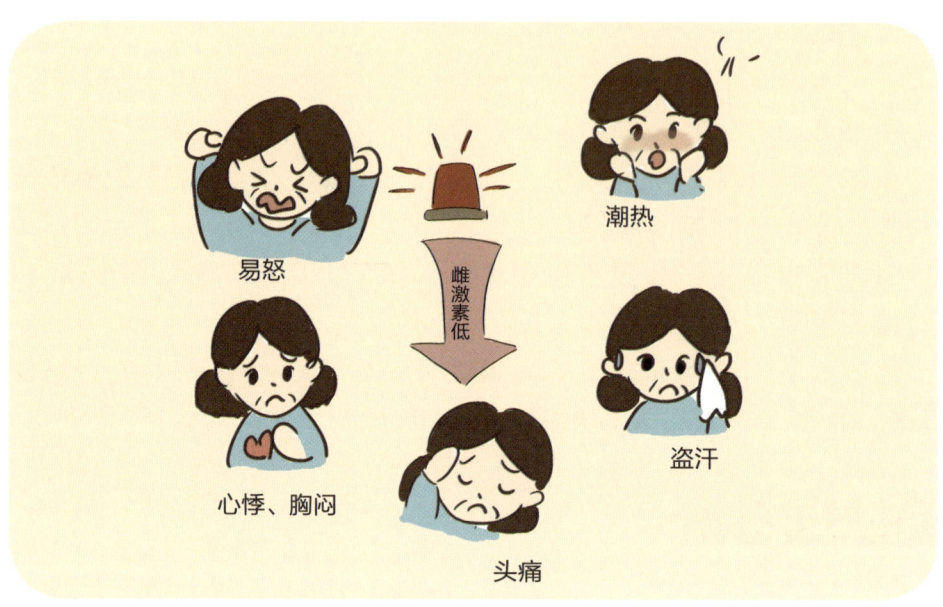

图27　更年期表现

3. 为什么更年期会有那么多症状呢？

这是因为女性体内的性激素（主要是雌激素和孕激素），除了刺激乳房发育，辅助月经来潮、怀孕，在身体的很多其他器官都会起到一定作用。这些器官上有性激素受体，如骨骼、皮肤、血管等。受体就像门的锁孔，性激素就像钥匙，两者匹配后门就能开合，不容易生锈，门里的东西也会日常如新，器官功能正常。当卵巢功能减退或衰竭时，性激素水平急剧下降，缺少了钥匙，门打不开，那么这些器官功能就会受影响。

4. 进入更年期该怎么办呢？

首先，不要恐慌。女性卵巢功能衰退是必然的生理现象，激素分泌是必然会减少的。由此产生的各种不适，可以通过补充性激素来缓解。补充的性激素一般是天然的，外源性激素弥补了体内急剧下降的激素水平，有利于各器官功能正常发挥，延缓衰老过程。

性激素补充治疗不仅可以改善更年期症状，还能减少心血管疾病、骨质疏松等发生风险。性激素补充治疗已有70多年的历史，药物和治疗方案都很完善，只要在医生指导下规范使用，安全性高、不良反应小。所以，我们不要一听"激素"就退避三舍。激素补充的最佳时机为出现更年期症状到60岁之前，或者绝经10年内，一定不要错过这个最佳时机哦。

更年期不是病，脾气暴躁要人命。
激素变化是根源，补充治疗有奇效。

参考文献

[1] 中华预防医学会更年期保健分会. 更年期健康管理核心信息专家共识[J/OL]. 实用妇科内分泌电子杂志, 2022, 9（1）: 1-10.

[2] 中华预防医学会更年期保健分会, 中国人体健康科技促进会妇科内分泌和生育力促进专委会, 北京中西医结合学会更年期专业委员会. 绝经相关失眠临床管理中国专家共识[J]. 中国全科医学, 2023, 26（24）: 2951-2958.

[3] 中华医学会妇产科学分会绝经学组. 中国绝经管理与绝经激素治疗指南2023版[J]. 中华妇产科杂志, 2023, 58（1）: 4-21.

[4] Bai R, Liu Y, Zhang L, et al. Projections of future life expectancy in China up to 2035: a modelling study[J]. Lancet Public Health, 2023, 8（12）: e915-e922.

[5] "The 2022 Hormone Therapy Position Statement of The North American Menopause Society" Advisory Panel. The 2022 hormone therapy position statement of The North American Menopause Society[J]. Menopause, 2022, 29（7）: 767-794.

（万德花　龚衍）

（二）绝经年龄的秘密

生殖科门诊来了一对广场舞姐妹花，各有各的苦恼。

大花："我今年都55岁了，月经这段时间有点乱，有时候2、3个月才来1次，有一次快半年了才来，都以为它不来了，结果又来了，烦得很啊。你看小花，才50岁，都绝经几年了，多爽快。"

小花："是啊，医生，我43岁就绝经了，大花55岁还在来月经。我们两个到底哪个不正常呢？我们俩每年体检都是正常的。"

医生："可能你们都是正常的。"

1. 多少岁绝经才是正常的？

绝经年龄的个体差异，是由遗传、后天因素等综合决定的。约90%的女性在45～55岁绝经，中国女性的平均绝经年龄是48～52岁。

根据绝经年龄可以把绝经分为4类：

（1）卵巢功能早衰：40岁之前绝经。
（2）早绝经：40～44岁绝经。
（3）正常绝经：45～54岁绝经。
（4）晚绝经：55岁及之后绝经。

除了卵巢功能早衰是异常的，另外三种绝经类型都是正常的。

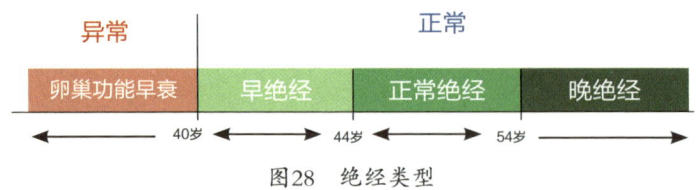

图28 绝经类型

小花43岁绝经，属于早绝经，也是正常的。

大花55岁还没有绝经，但是出现了月经稀发，所以大花肯定是晚绝经。大花的月经异常，除了可能是卵巢功能减退的表现（围绝经期），还需要排除子宫、宫颈等方面的疾病。所以，大花没有绝经可能是正常的，也可能有异常，需要检查后才能知道具体情况。

小花舒了一口气，大花就比较担心了，要求查激素等："我可不想再来月经了，真麻烦。像小花这样还好一些！"

2. 绝经到底好不好呢？

医生："查激素是对的，但是不来月经不一定就是好的哦。"

生理性卵巢功能衰竭引起绝经，是正常的生理过程，但是可能会出现各种不适，如潮热、盗汗、睡眠障碍、烦躁、阴道干涩、性生活疼痛等。随着年龄增加，骨质疏松、心血管疾病也可能找上门。所以，有的人觉得绝经就方便了，但可能伴随健康问题。

大花全面检查后，除了卵巢功能明显下降，没有发现异常。医生判断是"围绝经期"。大花疑惑了："医生，什么是围绝经期？"

3. 什么是围绝经期？

围绝经期的起点是月经周期出现变化，在10个月内有2次月经周期变化超过7天的时候代表跨入了围绝经期。围绝经期的终点则是绝经后1年。起点和终点之间的时间范围就是围绝经期。

4. 有什么办法可以改善绝经相关症状？

方法就是激素补充治疗，即采用口服或其他途径补充天然的雌激素和孕激素，以弥补体内急剧下降的激素水平，改善上述不适。此外，激素补充治疗还能预防老年骨质疏松、心血管疾病等。但是，一定要在医生指导下规范使用！

绝经到没到？变化要知晓。
情绪会波动，月经渐稀少。
时间有长短，异常需用药。
平常心对待，岁月自静好。

参考文献

[1] 中华医学会妇产科学分会绝经学组. 中国绝经管理与绝经激素治疗指南2023版[J]. 中华妇产科杂志, 2023, 58（1）: 4-21.

[2] 中华预防医学会更年期保健分会, 中国人体健康科技促进会妇科内分泌和生育力促进专委会, 北京中西医结合学会更年期专业委员会. 绝经相关失眠临床管理中国专家共识[J]. 中国全科医学, 2023, 26（24）: 2951-2958.

[3] 中华医学会妇产科学分会妇科内分泌学组. 异常子宫出血诊断与治疗指南（2022更新版）[J]. 中华妇产科杂志, 2022, 57（7）: 481-490.

[4] Bai R, Liu Y, Zhang L, et al. Projections of future life expectancy in China up to 2035: a modelling study[J]. Lancet Public Health, 2023, 8（12）: e915-e922.

[5] The North American Menopause Society. The 2022 hormone therapy position statement of The North American Menopause Society[J]. Menopause, 2022, 29（7）: 767-794.

（闫梅　龚衍）

（三）无症状更年期：真的可以高枕无忧吗？

小丽："妈妈，医生说小美妈妈有更年期综合征，给她开了性激素，您也48岁了，我们也去医院开点性激素吧。"

小丽妈妈："我没有感到不舒服，可以不用去医院。"

那么，已经进入更年期，但是没有不适，是不是就不用管了呢？

1. 更年期保健需要做些什么呢？

更年期是女性由年轻到老年的过渡时期，这个时期的保健工作非常重要，是老年期生活质量的基石。首先，需要每年做1次健康体检，及时发现问题并进行治疗。其次，保持健康生活方式：生活规律，按时休息，积极参与社会活动，充实生活内容，保持开朗、乐观、积极的心态，保持心情舒畅，避免熬夜、憋尿、久坐等，不吸烟、避免接触二手烟等。

2. 更年期饮食有没有变化？

（1）饮食要注意结构多样化，粗细搭配，增加多种水果、蔬菜摄入。

（2）选择全谷物或高膳食纤维的碳水化合物。

（3）每周至少吃两次鱼。

（4）少摄入动物脂肪、胆固醇（<300mg/d），限盐（<6g/d），控糖（包括含糖饮料）（≤50g/d），少油（25～30g/d），限酒（酒精量≤15g/d），足量饮水（1500～1700mL/d）。

（5）摄入足够的钙，50岁以上和绝经后女性钙的推荐摄入量为1000mg/d。国内居民膳食钙摄入量平均为366.1mg/d，更年期女性则需要更大量（400～600mg/d）。同时摄入维生素D 400U（10μg）/d，促进钙吸收，防止骨质疏松。

3. 更年期在体重管理方面需要注意什么？

体内脂肪在更年期一般会增加，因此体重管理是有必要的。可以通过监测体重指数判断体重管理是否有效。建议体重指数保持在18.5～23.9kg/m^2，腰围保持在

80cm以下。

体重过高可增加心脑血管疾病、糖尿病的风险，体重过低可增加骨质疏松的风险。绝经后早期，前臂远端骨密度每年平均减少约3%，脊椎和股骨颈骨密度平均每年减少2%～3%。绝经早（45岁前绝经）的女性，骨密度下降速度更快，平均每年骨密度减少3%～4%。绝经后女性骨折发生率增加3～4倍，并且在50岁以后骤然上升。这些变化与雌激素水平下降密切相关。

更年期女性可以通过亚洲人骨质疏松自我筛查工具（osteoporosis self-assessment tool for Asians，OSTA）预测骨质疏松风险。

OSTA指数=［体重（kg）–年龄（岁）］×0.2

OSTA指数>-1为骨质疏松低风险。

OSTA指数-4～-1为骨质疏松中风险。

OSTA指数<-4为骨质疏松高风险，需要特别关注。

4. 更年期该怎样运动呢?

坚持户外运动和晒太阳。每周至少坚持150分钟中等强度的有氧运动，如慢跑、骑车、游泳、跳舞等。每周至少进行2～3次肌肉张力运动，增加力量训练，如举重、引体向上、深蹲，以增加肌肉量和肌力。

运动时要注意盆底保健。避免急剧增高腹压，如憋气、便秘、举重、跳跃都可能会增加盆底肌的损伤风险。如果已经有盆底功能异常的症状，如下腹部疼痛、性功能障碍、尿频、尿失禁、子宫脱垂等，需要找医生治疗。

更年期到不要怕，饮食结构多元化。
钙和维D都要补，运动保健双管下。

参考文献

[1] 中华预防医学会更年期保健分会. 更年期健康管理核心信息专家共识[J/OL]. 实用妇科内分泌电子杂志, 2022, 9(1): 1-10.

[2] 中华预防医学会更年期保健分会, 中国人体健康科技促进会妇科内分泌和生育力促进专委会, 北京中西医结合学会更年期专业委员会. 绝经相关失眠临床管理中国专家共识[J]. 中国全科医学, 2023, 26(24): 2951-2958.

[3] 中华医学会妇产科学分会绝经学组. 中国绝经管理与绝经激素治疗指南2023版[J]. 中华妇产科杂志, 2023, 58(1): 4-21.

（万德花　龚衍）

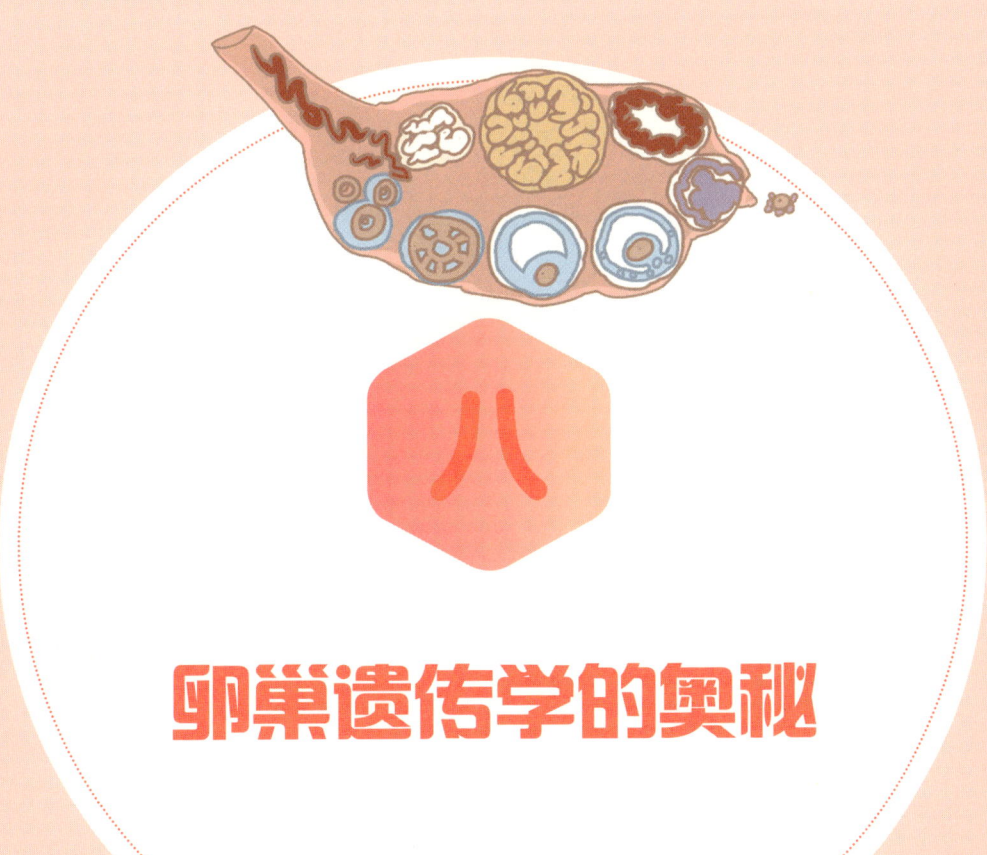

八

卵巢遗传学的奥秘

（一）身高150cm：遗传的挑战

小美带着15岁的妹妹来到医院。

小美："医生，我妹妹从一年级开始就坐第一排，一直是班上最矮的那个。你看她现在才140cm，班上其他女生都比她高。而且她还没来过月经，这是怎么回事呢？"

医生："不要紧张，我们来查一下是什么原因。"

过了一段时间，小美带着妹妹的检查报告单再次来到医院："医生，我妹妹的染色体报告单上写着45, X，网上说这个叫特纳综合征，好像很严重，我妹妹是不是就没法长到150cm了呀？"

1. 什么是特纳综合征？

特纳综合征（Turner syndrome，TS）又称先天性卵巢发育不全综合征。女性有两条X染色体，特纳综合征的女性只有一条X染色体，另一条X染色体完全或部分缺失，或者发生结构异常。特纳综合征是人类中唯一能生存下来的染色体单体综合征，发病率为1/4000～1/2500。

2. 特纳综合征有什么临床表现呢？

主要包括以下5个方面。

（1）身材矮小：几乎所有的特纳综合征女性都身材矮小，如不进行干预，一般身高不超过150cm。

（2）原发性性腺发育不良：女性幼稚外阴、卵巢发育不全、原发性闭经。

（3）躯体发育异常：颈蹼、肘外翻、骨外生骨疣及指骨发育不良、心血管畸形、脊柱侧弯、脊柱后凸、先天性泌尿系统畸形（如马蹄肾）。部分特纳综合征女性可能出现躯体发育异常，可能仅存在一种异常，也可能存在多种异常。

（4）自身免疫性疾病：如自身免疫性甲状腺炎。

（5）智力及认知功能异常：大部分特纳综合征女性智力正常，少部分可能伴有特殊类型的学习障碍。

生命之源——卵巢

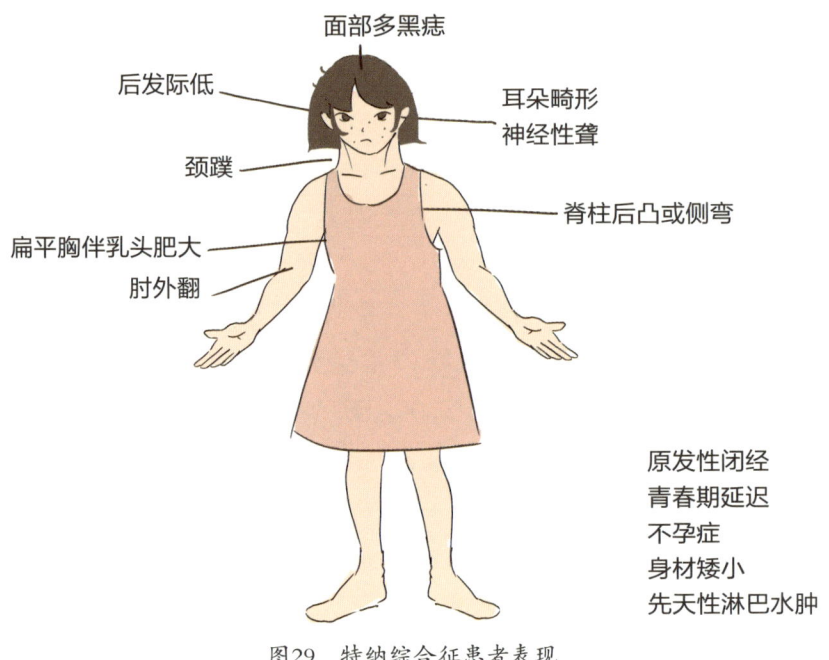

图29 特纳综合征患者表现

3. 如何诊断特纳综合征？

大多数特纳综合征女性因"身材矮小、原发性闭经"到医院检查被发现。染色体核型分析是诊断特纳综合征的"金标准"。

约半数特纳综合征女性核型为 X 单体型（45, X），不足三分之一的患者为嵌合型（如 45, X/46, X），其余多为另一条 X 染色体结构异常。

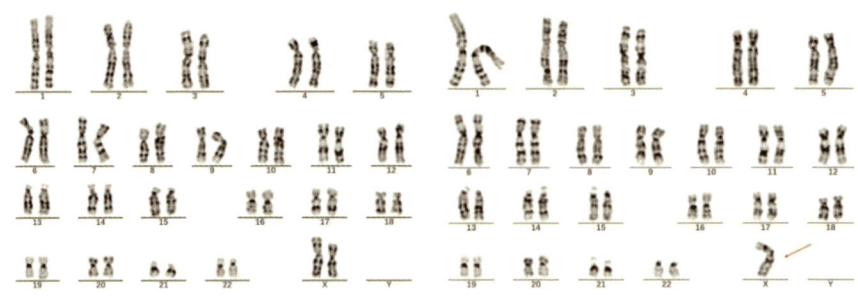

45, XX（正常女性）　　　　　45, X（X 单体型）

图30 正常女性与特纳综合征女性的染色体核型

4. 特纳综合征该怎么治疗呢？

治疗目的是改善预后和生活质量。治疗方法可概括为促生长、诱发育、稳性征、防并发。

（1）促生长（长身高）：注射重组人生长激素，或者同时加用蛋白同化类固醇制剂或雌激素。治疗效果与父母身高，本人开始治疗时的身高、年龄等相关。

（2）诱发育、稳性征、防并发（性激素补充治疗）：主要使用雌激素、孕激素进行治疗，促进第二性征发育，促使来月经，预防雌激素低导致的并发症。治疗效果与治疗开始时的年龄、治疗是否持续和规范有关。

总之，应该早发现、早诊断、早治疗，身高是有机会超过150cm的！

5. 特纳综合征女性有机会正常生育吗？

大约90%的特纳综合征女性卵巢储备功能会在成年前耗尽，导致闭经、卵巢功能早衰、不孕。仅2%～5%的特纳综合征女性能够自然受孕。因此，有生育需求的女性，在卵巢储备功能衰竭前，如果未婚，应尽早进行生育力保存（冷冻卵子或者卵巢组织）；如果已婚，可以采取试管婴儿治疗。如果不幸已发生卵巢功能早衰，目前只能考虑赠卵、领养等措施。

参考文献

［1］秦爽，罗颂平，鞠蕊.特纳综合征中国专家共识（2022年版）［J］.中国实用妇科与产科杂志，2022，38（4）：424-433.

［2］秦淼，巩纯秀，刘莹.Turner综合征儿科诊治进展［J］.医学综述，2021，27（17）：3467-3472.

［3］赵越，阮祥燕，谷牧青，等.特纳综合征患者生育及妊娠管理的研究进展［J］.首都医科大学学报，2023，44（4）：561-567.

（尹雁　龚衍）

（二）30多岁就绝经？卵巢功能早衰的真相

小萌："医生！我才30岁，怎么就绝经了，我是得了什么绝症吗？"

经过检查，医生发现小萌患卵巢功能早衰，导致卵巢功能早衰的原因是脆性X综合征。这并非绝症，大家不要自己吓自己。

1. 什么是卵巢功能早衰呢？

卵巢功能早衰指40岁以前出现卵巢功能衰竭，表现为月经紊乱或闭经、内分泌紊乱、失眠多梦、情绪波动、入睡困难、皮肤粗糙暗淡、体重增加、水肿、性生活障碍等。常见病因包括遗传因素、环境因素、免疫因素、医源性因素、药物因素等，部分女性原因不明。脆性X综合征（fragile X syndrome，FXS）是导致卵巢功能早衰的遗传因素之一。

2. 什么是脆性X综合征呢？

脆性X综合征是一种X连锁不完全外显的遗传性疾病，也是人类研究证实的第一个动态突变性疾病。女性发病率为1/8000～1/5000，男性发病率约为1/4000。脆性X综合征的后代，男性发病率明显高于女性。女性因有两条X染色体，异常染色体可能随机失活，所以症状常较男性轻。

脆性X综合征临床表现有轻到中度的智力障碍、特殊面容（长而窄的脸、大耳朵、前额突出等）、不孕、不育，女性可能出现卵巢功能早衰，男性则可能出现大睾丸。

3. 为什么会得脆性X综合征？

脆性X综合征的罪魁祸首是脆性X染色体，是X染色体在Xq27～Xq28之间出现变异，因易断裂而得名"脆"。Xq27～Xq28之间的 *FMR1* 基因，其中的（CGG）n区三核苷酸串联重复序列因重复次数不同，分为正常型、中间型、前突变型、全突变型四种类型（表4）。前突变型中约20%的女性患者可出现卵巢功能早衰，全突变型中约1%的女性患者可出现卵巢功能早衰。

表4 不同CGG重复数的临床表现与遗传风险

CGG重复数	基因型	临床表现		遗传风险
		男性	女性	
<45	正常型	正常	正常	—
45～54	中间型	正常	正常	女性携带者后代有前突变型的风险，建议进行新生儿FMR1基因突变筛查
55～200	前突变型	约40%成年后患有震颤/共济失调，携带率1/800～1/600	约20%患有卵巢功能早衰，携带率约1/250	女性携带者后代有全突变型的风险，建议进行产前诊断
>200	全突变型	100%智力低下	30%～40%有智力低下表现	建议进行产前诊断

正常 X 染色体

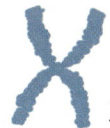

正常 *FMR1* 基因

脆性 X 染色体

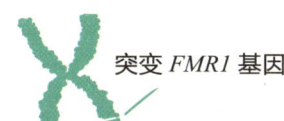

突变 *FMR1* 基因

图31 正常X染色体与脆性X染色体

脆性X综合征女性携带者的（CGG）n区不稳定，向后代传递过程中拷贝数逐代增多，重复数越多，减数分裂时扩增的可能性越大，越容易发生全突变，症状也越重。而脆性X综合征前突变型的男性，会将前突变型突变遗传给他们所有的女儿，（CGG）n区重复次数几乎保持稳定，因此，不太可能发生症状越来越重的现象。

4. 脆性X综合征可以治愈吗？

目前临床上仍无有效的治疗方案，仅针对症状进行药物治疗及心理治疗。有生育需求的女性，建议尽快完成生育。在卵巢功能尚未衰竭前进行卵巢组织或者卵子冷冻，是保留生育力的措施，但是目前尚未在临床普及。近年来对 FMR1 基因的研究逐渐增多，靶向干预有望成为治疗手段之一。

男性不育女早衰，脆X染色体在作怪。
先天异常无良方，生育保存有希望。

参考文献

[1] 单基因病携带者筛查共识专家组, 中华医学会医学遗传学分会遗传咨询学组, 周希亚, 等. 脆性X综合征携带者筛查遗传咨询专家共识[J]. 生殖医学杂志, 2024, 33（5）: 563-568.

[2] Ciobanu C G, Nucă I, Popescu R, et al. Narrative review: Update on the molecular diagnosis of fragile X syndrome [J]. Int J Mol Sci, 2023, 24（11）: 9206.

[3] 中国医师协会医学遗传医师分会临床遗传学组, 中华医学会医学遗传学分会临床遗传学组, 中华预防医学会出生缺陷预防与控制专业委员会遗传病防控学组, 等. 脆性X综合征的临床实践指南[J]. 中华医学遗传学杂志, 2022, 39（11）: 1181-1186.

[4] Berry-Kravis E, Zhou L, Jackson J, et al. Diagnostic profile of the amplidex fragile X Dx and carrier screen kit for diagnosis and screening of fragile X syndrome and other FMR1-related disorders [J]. Expert Rev Mol Diagn, 2021, 21（3）: 255-267.

[5] Liang Q, Liu Y, Liu Y, et al. Comprehensive analysis of fragile X syndrome: full characterization of the FMR1 locus by long-read sequencing [J]. Clin Chem, 2022, 68（12）: 1529-1540.

（黄天红　龚衍）

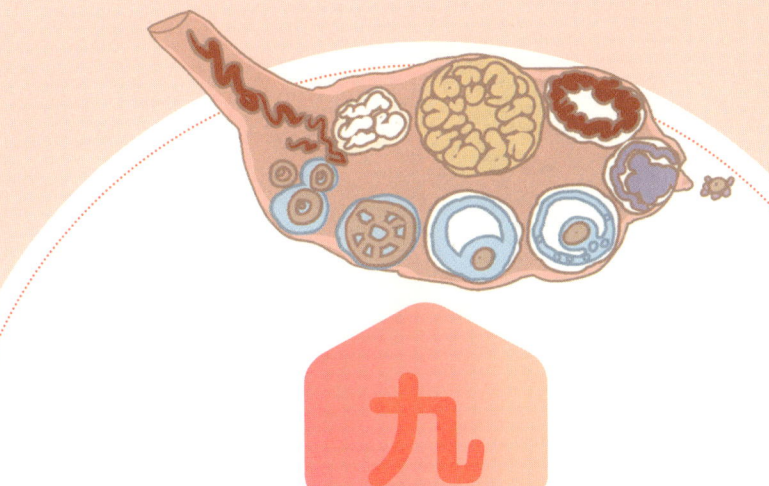

九

卵巢肿瘤：警惕这些信号

九 卵巢肿瘤：警惕这些信号

（一）畸胎瘤：卵巢上的不速之客

小美的彩超报告上赫然写着"双侧卵巢畸胎瘤待排"，小美大惊失色，赶紧拿出手机查询。

"什么？畸胎瘤长在卵巢上？这是有畸形胎儿的瘤子吗？"

小美的老公抢过手机说："别上网查了，我们还是去医院吧。"

1. 什么是卵巢畸胎瘤？

卵巢肿瘤主要分为4类：上皮源性肿瘤、来源于生殖细胞的肿瘤、性索-间质细胞肿瘤、转移性肿瘤。畸胎瘤是来源于生殖细胞的肿瘤，在女性中的发病率约为0.025%。根据肿瘤细胞是否分化成熟，一般分为成熟畸胎瘤和未成熟畸胎瘤，分别约占畸胎瘤的97%和3%。

成熟畸胎瘤为良性，含有毛发、皮肤、骨骼、牙齿、神经组织、油脂等多种成分，各种组织混合在一起，就像没有正常发育的畸形胎儿，因此被命名为"畸胎瘤"。成熟畸胎瘤可以发生在任何年龄阶段的女性，但是最多见的发病年龄是20～30岁。

未成熟畸胎瘤为恶性，细胞分化程度差，没有或少有成形组织，具有侵袭性生长和转移的能力。未成熟畸胎瘤好发于女童，成年女性较少见。

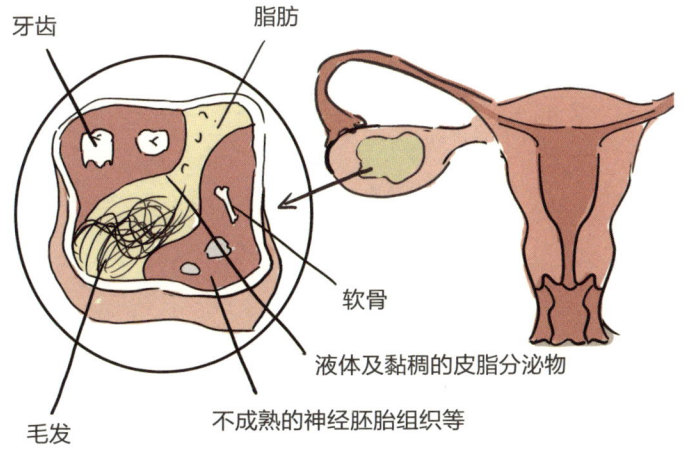

图32 卵巢畸胎瘤

2. 卵巢畸胎瘤有哪些症状呢？

多数卵巢畸胎瘤患者早期没有明显的症状，是在影像学检查或手术时发现的。随着肿瘤生长可能出现以下症状。

（1）腹胀：腹部可触及肿块，质地较软，可推动。

（2）腹痛：多位于下腹部，疼痛可为间歇性或持续性。持续性剧烈疼痛提示肿瘤可能发生蒂扭转、破裂甚至坏死。

（3）消化道症状：肿瘤增大压迫消化道会出现食欲缺乏、呕吐、消化障碍、营养不良等。如直肠受压迫，可引起排便困难，大便呈扁平状。

3. 怎样治疗卵巢畸胎瘤呢？

（1）成熟畸胎瘤。

保守治疗：适合于卵巢畸胎瘤直径<4cm，且无症状者。保守治疗过程中需要定期随访，观察畸胎瘤生长速度等。

手术治疗：适合于卵巢畸胎瘤直径≥4cm，有症状者。根据年龄、有无生育需求等，综合选择手术方式，包括患侧附件切除术或畸胎瘤剥除术。手术治疗一般预后良好。

（2）未成熟畸胎瘤。采用手术联合化疗。如果病变仅局限于一侧卵巢，仅切除患侧卵巢、输卵管即可。如果病变累及其他器官，需要扩大手术范围，必要时切除子宫及双侧卵巢及输卵管。术后5年生存率＞85%。

目前卵巢畸胎瘤不能预防，但可以通过定期体检做到早发现、早确诊、早治疗。

畸胎瘤不简单，良恶性要分辨。
体内生长藏隐患，手术切除是首选。
早发现早治疗，健康生活常相伴。

参考文献

[1] 苏家林,张赟,卢朝霞,等.卵巢成熟性畸胎瘤恶变的诊断及合理治疗[J].实用癌症杂志,2021,36(10):1705-1710.

[2] 王安生,杜媛媛,杨阳.卵巢未成熟畸胎瘤的诊治进展[J].国际生殖健康/计划生育杂志,2021,40(6):524-528.

[3] Saleh M, Bhosale P, Menias C O, et al. Ovarian teratomas: clinical features, imaging findings and management[J]. Abdom Radiol(NY), 2021, 46(6): 2293-2307.

[4] Cong L, Wang S, Yeung S Y, et al. Mature cystic teratoma: an integrated review[J]. Int J Mol Sci, 2023, 24(7): 6141.

(何丽冰 龚衍)

（二）甲胎蛋白升高，小心卵巢肿瘤来袭！

小美："医生，这是我今年的体检报告，这个甲胎蛋白是什么呀，怎么这么高呀？我是不是得了癌症？"

医生："别急，我们来了解一下甲胎蛋白。"

1. 甲胎蛋白是什么？

甲胎蛋白（α-fetoprotein，AFP）是一种在胚胎发育和婴儿时期产生的糖蛋白，在胚胎期由卵黄囊、胎盘、胎儿肝脏分泌，负责胎儿的营养运输。随着胎儿发育，甲胎蛋白的产生逐渐减少，正常成年人的血液中只存在极少量的甲胎蛋白。

2. 哪些情况下甲胎蛋白水平会升高呢？

甲胎蛋白没有特异性，多种情况均可能导致甲胎蛋白水平升高。除肝癌外，还有其他导致甲胎蛋白水平升高的因素，对于女性而言，包括如下因素。

（1）生理因素。妊娠期甲胎蛋白水平通常会升高。这是由于胎儿在发育过程中产生的甲胎蛋白通过胎盘进入母体。通过检测甲胎蛋白水平可协助诊断胎儿宫内死亡、神经管畸形、无脑儿及脊柱裂等。

（2）病理因素。

肝脏疾病：慢性肝炎、肝硬化、肝癌、自身免疫性肝炎、肝寄生虫感染都可导致肝细胞受损或死亡，释放甲胎蛋白。肝癌患者甲胎蛋白水平升高尤其明显。

胆道阻塞：胆管炎、肝内胆管结石、胆管癌等导致胆道阻塞，使肝细胞代谢产物积累，甲胎蛋白水平升高。

生殖系统肿瘤：卵巢卵黄囊瘤、未成熟畸胎瘤、透明细胞癌、浆液性细胞癌、性索-间质肿瘤、输卵管肿瘤、子宫内膜癌等，都可以引起甲胎蛋白水平升高。

其他部位肿瘤：肠癌、胰腺癌、胃癌等也可以引起甲胎蛋白水平升高。

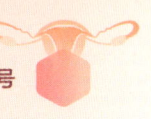

九　卵巢肿瘤：警惕这些信号

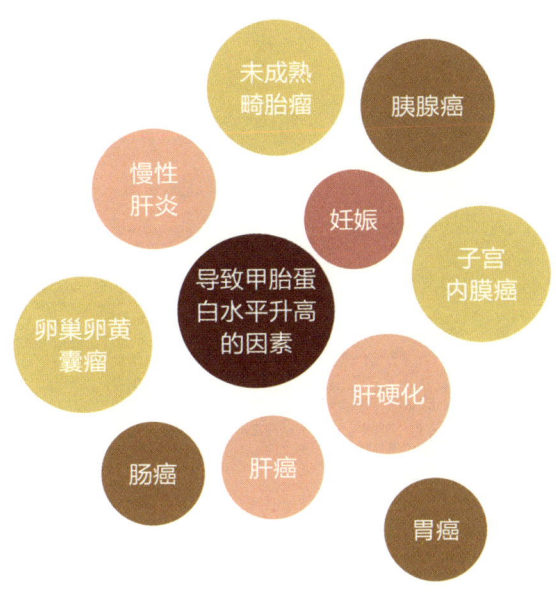

图33　导致甲胎蛋白水平升高的因素

3. 甲胎蛋白在卵巢肿瘤的诊断和治疗中有什么价值呢？

医生综合分析了小美的检查报告，发现肝功能、肝胆胰脾肾彩超均未见明显异常，盆腔彩超提示左侧卵巢包块，不排除是卵巢囊肿，因此考虑可能是卵巢囊肿引起的甲胎蛋白水平升高。

甲胎蛋白正常参考范围为 < 25μg/L，良性肝病、妊娠期女性，甲胎蛋白水平大多 < 1000μg/L。而卵巢生殖细胞肿瘤（如卵黄囊瘤、胚胎性癌和混合性肿瘤），甲胎蛋白水平通常 > 1000μg/L，其中卵黄囊瘤患者可高达10000μg/L以上。

当然，甲胎蛋白只是诊断和治疗肿瘤的监测指标之一，还需要综合多个肿瘤标志物、影像学检查（超声、CT、MRI等）、临床表现等综合判断。

卵巢肿瘤手术治疗后，甲胎蛋白水平仍很高，表明肿瘤切除不完全；下降后升高，预示肿瘤复发或转移。

甲胎蛋白是信号，身体异常早知道。
肝癌胆阻生殖瘤，及时诊断和治疗。

参考文献

[1] 梁栩芝,叶元,黄建邕,等.卵巢生殖细胞肿瘤诊治的中国专家共识(2022年版)[J].癌症进展,2022,20(20):2054-2064.

[2] Adigun O O, Yarrarapu S N S, Zubair M, et al. Alpha-fetoprotein analysis [M]. Treasure Island (FL): Stat Pearls Publishing, 2024.

[3] O'Neill A F, Xia C, Krailo M D, et al. α-fetoprotein as a predictor of outcome for children with germ cell tumors: A report from the Malignant Germ Cell International Consortium [J]. Cancer, 2019, 125 (20): 3649-3656.

(陈福锐 余孛)

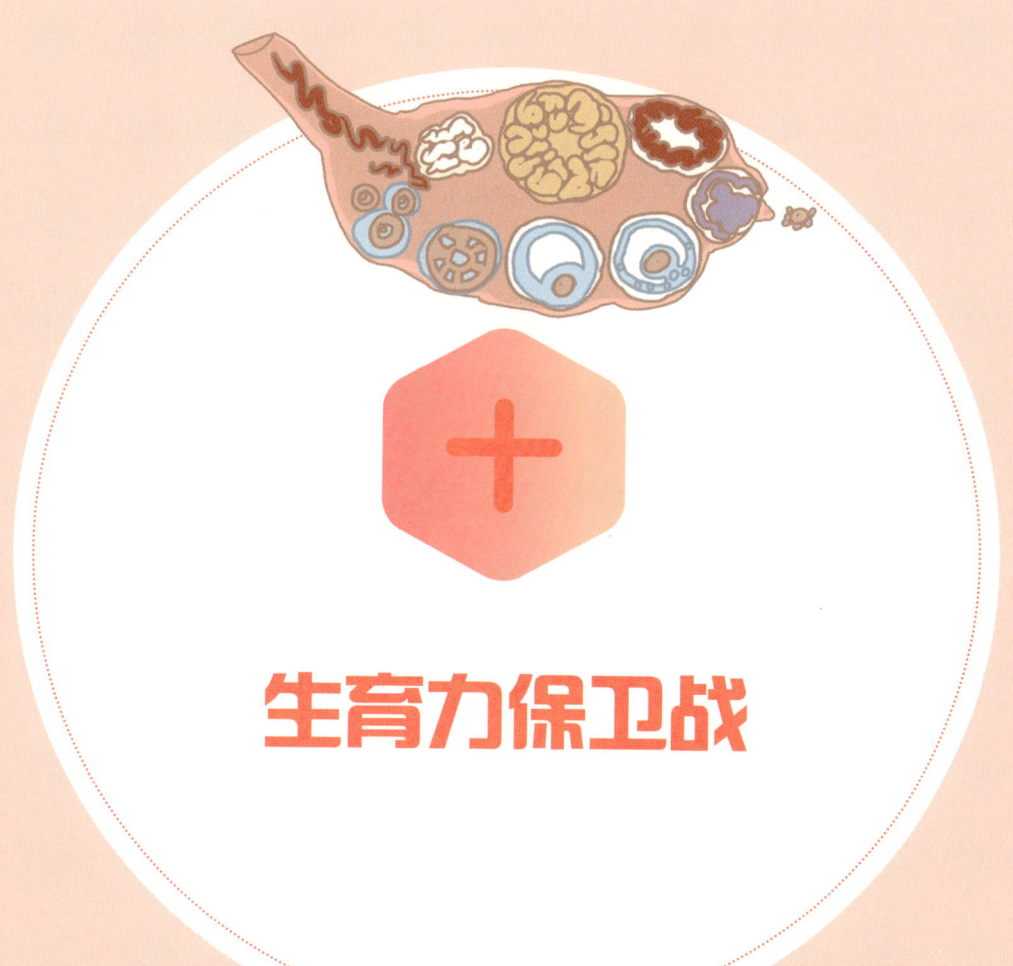

生育力保卫战

十 生育力保卫战

（一）得了卵巢肿瘤，生育梦就破灭了吗？

小美："医生，我的卵巢肿瘤需要做手术。如果切除了卵巢，是不是就不能有自己的孩子了？"

医生："要根据卵巢肿瘤情况决定采用哪种手术方式，看是否能采用保留卵巢和生育力的手术方式。另外，还可以在术前或术中进行生育力保存，主要方法有卵子冷冻、胚胎冷冻、卵巢组织冷冻等，但是要根据具体情况看是否适合进行生育力保存，以及具体采用哪种方法。"

小美："哇，还有这么多办法啊，医生你快给我讲讲。这些方法安全吗？效果怎么样？"

医生："生育力保存技术安全性高，比较成熟，是避免今后不孕的'后悔药'，可以保留生育希望，提高生活质量。"

1. 卵巢肿瘤术前都可以进行生育力保存吗？

不是所有的卵巢肿瘤患者都可以进行生育力保存。需要符合以下条件：

（1）首先要考虑肿瘤的性质。对于良性卵巢肿瘤，单侧或者双侧肿瘤都可以进行生育力保存；对于恶性肿瘤，不论是单侧还是双侧肿瘤，生育力保存均应谨慎。但是有一种介于良恶性之间的肿瘤——卵巢交界性肿瘤，如果是单侧肿瘤，对侧卵巢无可疑病灶，是可以进行生育力保存的。

（2）其次要考虑患者年龄，一般35岁以下适合做生育力保存。

（3）同时要考虑卵巢功能。如果卵巢功能已经衰退，看不到卵泡，就无法进行生育力保存。

2. 有哪些生育力保存方案呢？该怎么选择呢？

（1）卵子冷冻：适用于未婚、青春期、育龄女性，需要先超排卵，经阴道穿刺取卵，然后冷冻卵子。

（2）胚胎冷冻：适用于已婚夫妇，需要超排卵，取卵、体外受精、胚胎培养、冷冻胚胎。

（3）卵巢组织冷冻：适用于儿童期和青春期女性，卵巢肿瘤手术治疗中的女性。采用手术切除一侧卵巢肿瘤时，切取对侧健康卵巢组织进行冷冻保存。卵巢组织冷冻不仅能保存生育力，也保存了卵巢内分泌功能，有利于患者生活质量的提升。但是，需要警惕冷冻的卵巢组织可能也存在肿瘤细胞，移植后出现肿瘤复发现象。

卵子冷冻和卵巢组织冷冻的具体内容，我们会在下一个话题中详细介绍。

3. 生育力保护和生育力保存是一样的吗？

这是两个概念。前面讲的卵子冷冻、胚胎冷冻和卵巢组织冷冻是生育力保存。而生育力保护指在治疗疾病过程中尽量避免对卵巢、子宫等生殖器官造成损害。

生育力保护措施包括：

（1）手术切净肿瘤的前提下，尽量保留正常的卵巢、输卵管和子宫，从而保护生殖内分泌功能、生育功能。

（2）术中用冷刀代替电刀，用缝合代替电凝，避免物理化学因素损伤卵巢。

（3）肿瘤放化疗前注射长效促性腺激素释放激素激动剂，减小放化疗对卵泡的损伤。这种方法经济、安全、创伤小。

卵巢肿瘤手术前，生育保存可知道？
冷冻卵胚和组织，把握生育"后悔药"。

参考文献

[1] 梁晓燕，李晶洁. 生育力保存中国专家共识中华医学会生殖医学分会[J]. 生殖医学杂志, 2021, 30（9）: 1129-1134.

[2] 马晓欣，向阳，狄文，等. 盆腔恶性肿瘤放疗前卵巢移位术中国专家共识（2023年版）[J]. 中国实用妇科与产科杂志, 2023, 39（11）: 1114-1118.

[3] 蓝建发，陈小军，丁景新，等. 卵巢非良性肿瘤生育力保护及保存中国专家共识（2023年版）[J]. 中国实用妇科与产科杂志, 2023, 39（8）: 809-816.

[4] 王刚，吴文娟. 恶性卵巢肿瘤患者卵巢功能和生育力保存保护[J]. 中国计划生育和妇产科, 2024, 16（6）: 32-36.

[5] Lotz L, Barbosa P R, Knorr C, et al. The safety and satisfaction of ovarian tissue cryopreservation in prepubertal and adolescent girls[J]. Reprod Biomed Online, 2020, 40（4）: 547-554.

（栾宗桧　龚衍）

（二）卵子冷冻：生育力的"时光机"

小美："还好有卵子冷冻技术，我可以在手术切除卵巢前冷冻卵子，以后还有生孩子的机会。但是具体怎么冻呢？会不会把卵子冻坏啊？"

医生："不要急，我来详细告诉你卵子是怎样冷冻的。"

1. 什么是卵子冷冻？

卵子冷冻是采用液氮（-196℃）保存卵子，使卵子代谢几乎完全停止，但是保留卵子的活力。在未来需要生育时，解冻卵子，与精子在体外受精、发育为胚胎，再移植到子宫，达到生育的目的。

2. 卵子冷冻具体是怎么实施的呢？

卵子冷冻需要专业的医疗团队运用先进的技术、精密的仪器设备，尽量减少冷冻和解冻过程对卵子的损害，最大限度地保留卵子的活力。

（1）超排卵。采用治疗时间短的超排卵方案（拮抗剂方案、高孕酮超排卵方案等），从开始用药到取卵一般在2周内完成。有时会在取卵后继续超排卵，在短时间内取卵2次，尽快获取尽可能多的卵子。

（2）取卵。这是在手术室中进行的微创手术。医生在阴道超声引导下，采用取卵针穿刺经过阴道穹隆，进入卵巢组织，吸取卵泡液，在显微镜下找到卵子后判断卵子成熟度，然后迅速冷冻卵子。目前多数采用玻璃化冷冻方法。

（3）卵子解冻、体外受精、胚胎移植。当患者战胜了肿瘤，病情稳定，并且准备生育时，卵子将被解冻复苏。复苏后的卵子与精子在体外受精，形成胚胎，然后再移植回子宫，实现受孕和生育的目的。

十　生育力保卫战

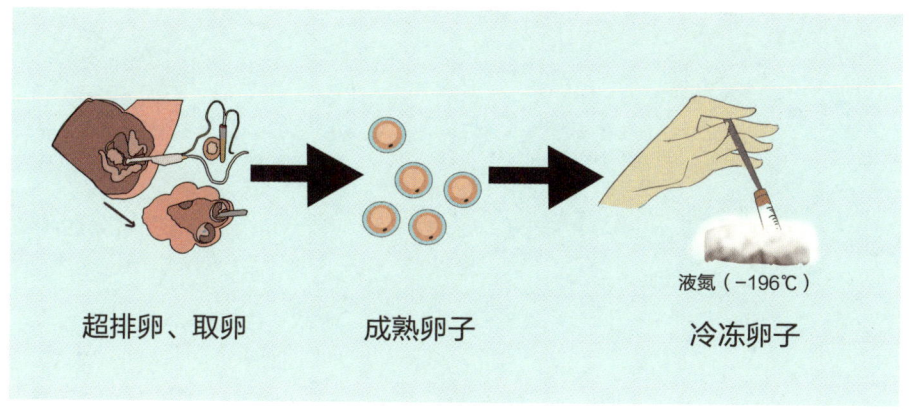

图34　卵子冷冻

3. 冷冻的卵子解冻后都能成功受孕吗？

目前，卵子冷冻并非一项完美的技术。在冷冻和解冻过程中，卵子可能受到一定程度的损伤，从而影响受孕成功率。但随着技术的不断进步和完善，这一问题正在逐步改善。目前卵子冷冻复苏率达到81.2%～91.4%。

到底该冷冻多少个卵子才能保证成功怀孕呢？目前还没有规定。研究认为35岁以下的女性，冷冻5个或8个卵子的累计妊娠率分别为15.4%和40.8%；冷冻10～15个卵子时，累计活产率可达到85.2%。目前，大多数医生认为冷冻10～15个卵子，理论上可以获得40%～70%的累计妊娠率。但是要注意，妊娠率除了与冷冻卵子数目有关，还受冷冻卵子时女性年龄、卵子质量、是否有其他疾病等影响，个体差异比较大。所以，理论上，冷冻的高质量卵子越多，今后成功受孕的概率越高。并且，随着技术的进步，这些指标也在不断改善中。

卵子冷冻为女性保留了生育希望，为人生保留更多的可能性，无疑是黑暗中的一丝光明。

冷冻卵子先促排，早冻多冻保生育。
液氮零下196，静待时机再醒来。

参考文献

[1] 陈仕萍,毛玉玲,杜红姿,等.卵子玻璃化冷冻在辅助生殖技术治疗中的临床应用[J].中华生殖与避孕杂志,2018,38(10):797-801.

[2] Somigliana E, Vercellini P. Fertility preservation in women with endometriosis: speculations are finally over, the time for real data is initiated [J]. Fertil Steril, 2020, 113(4): 765-766.

[3] Rienzi L, Gracia C, Maggiulli R, et al. Oocyte, embryo and blastocyst cryopreservation in ART: systematic review and meta-analysis comparing slow-freezing versus vitrification to produce evidence for the development of global guidance [J]. Hum Reprod Update, 2017, 23(2): 139-155.

(栾宗桧 龚衍)

（三）卵巢组织冷冻：保存生育力的新选择

小美的朋友："医生，我女儿今年10岁，不幸得了白血病，万幸的是我和女儿的骨髓配型成功，血液科医生建议尽快进行骨髓移植。但是移植前要全身放化疗，血液科医生说这会造成卵巢功能早衰，让我带女儿先来冷冻卵巢组织。"

医生："血液科医生非常专业，幸好你们来冷冻卵巢组织了。我先来详细给你们讲讲。"

1. 什么是卵巢组织冷冻？

卵巢组织冷冻是在液氮下低温保存卵巢组织的生育力保存方式，是目前青春期前女性唯一可用的生育力保存措施。对于不愿意冷冻卵子，同时需要进行腹腔手术的青春期、育龄女性，也是可选的生育力保存措施。

2. 卵巢组织冷冻是怎么做的呢？

（1）术前评估。术前需检查性激素、抗米勒管激素、窦状卵泡数量等，评估卵巢功能。进行多学科专家会诊，确定有生育力保存指征，并排除禁忌证。结合女性多方面情况制订具体的卵巢组织冷冻方案。

（2）获取卵巢组织。手术中探查双侧卵巢，外观未见异常才可进行卵巢组织冷冻。切除一侧卵巢，取少许组织送病理检查，大部分组织则用于冷冻保存。

（3）获取卵巢皮质片。卵巢的外面一层是皮质，里面是髓质，皮质层有大量的卵泡。剥除卵巢皮质，将其切成约1cm直径的皮片，冷冻这些卵巢皮质片。在切片过程中，会有脱落的卵冠丘复合体（oocyte-coronacumulus complex，OCCC），其中的卵子一般是不成熟的，可以采用卵子体外成熟技术将其培养成熟后再进行冷冻。这样可以增加今后生育的机会。

（4）冷冻卵巢组织。目前，卵巢组织冷冻有快速冷冻法和慢速冷冻法，最常使用的是快速冷冻法，也就是我们所说的玻璃化冷冻方法。

（5）卵巢组织解冻复苏后移植。在疾病控制后，有生育要求者可以解冻卵巢组织，移植回体内，可以原位移植或异位移植。原位移植是将卵巢皮质移植到原来卵巢所在的位置（卵巢窝、漏斗骨盆韧带附近），移植后有自然受孕的可能。异位移植是将卵巢皮质移植到盆腔外，如前臂、腹膜等，如果需要生育，则通过辅助生殖技术采集卵子、体外受精、胚胎培养、胚胎移植。

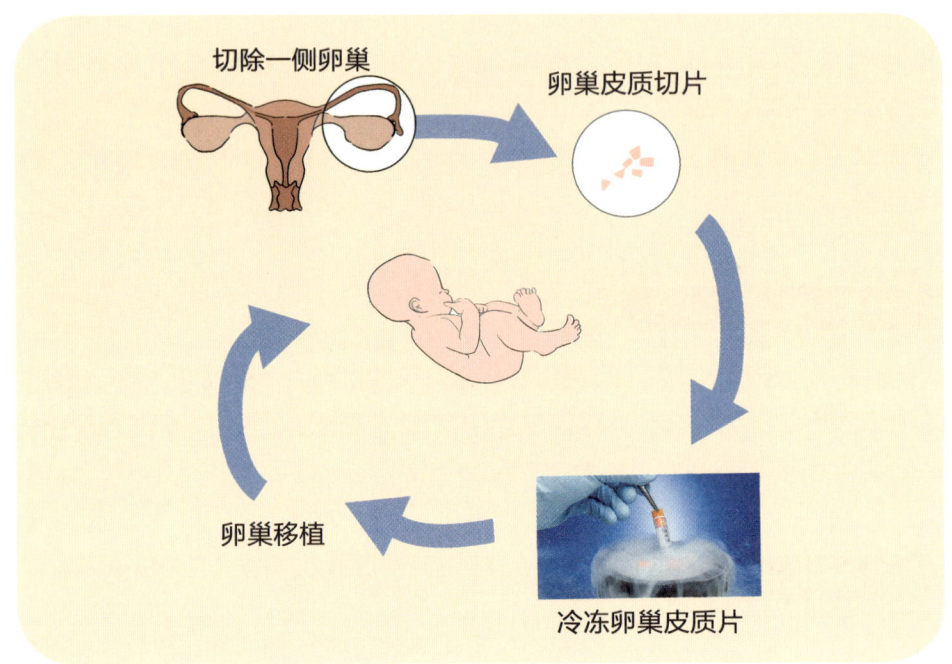

图35　卵巢组织冷冻

3. 卵巢组织移植是否安全？

安全性高，但是也存在风险。

（1）恶性细胞与卵巢组织一起移植入体内，这种风险极低。2021年欧洲进行的285例卵巢组织移植，未发现卵巢肿瘤复发。

（2）新生儿风险，如发育异常等。目前冷冻卵巢组织诞生的新生儿，未发现与正常妊娠诞生的新生儿有差异。

（3）解冻移植后的卵巢组织面临缺血-再灌注损伤、生殖内分泌功能能否恢复、卵巢组织寿命缩短等一系列问题。

另外，卵巢组织冷冻虽然已经在临床使用，但是其技术专业性强，需要高度专业化的医疗团队和先进的设备。患者需要和医生进行充分的沟通，全面了解后再决定是否采用该项技术。

少女不幸患疾病，治疗措施致不孕。
冷冻卵巢保生育，技术进步有希望。

参考文献

[1] 梁晓燕，李晶洁. 生育力保存中国专家共识中华医学会生殖医学分会[J]. 生殖医学杂志，2021，30（9）：1129-1134.

[2] 阮祥燕，程姣姣，杜娟，等. 卵巢组织冻存移植保护女性生育力的临床应用[J]. 中国实用妇科与产科杂志，2022，38（6）：599-604.

[3] 赵伟娥，孙鹏，陈攀宇，等. 卵巢组织卵母细胞体外成熟在恶性肿瘤患者生育力保存中的应用[J]. 中华生殖与避孕杂志，2023，43（2）：140-144.

[4] Erden M, Uyanik E, Demeestere I, et al. Perinatal outcomes of pregnancies following autologous cryopreserved ovarian tissue transplantation: a systematic review with pooled analysis[J]. Am J Obstet Gynecol, 2024, 231（5）: 480-489.

[5] 包州州，狄文. 女性儿童与青少年恶性肿瘤生育力保护的探讨[J]. 中国计划生育和妇产科，2020，12（10）：12-15.

（栾宗桧　龚衍）

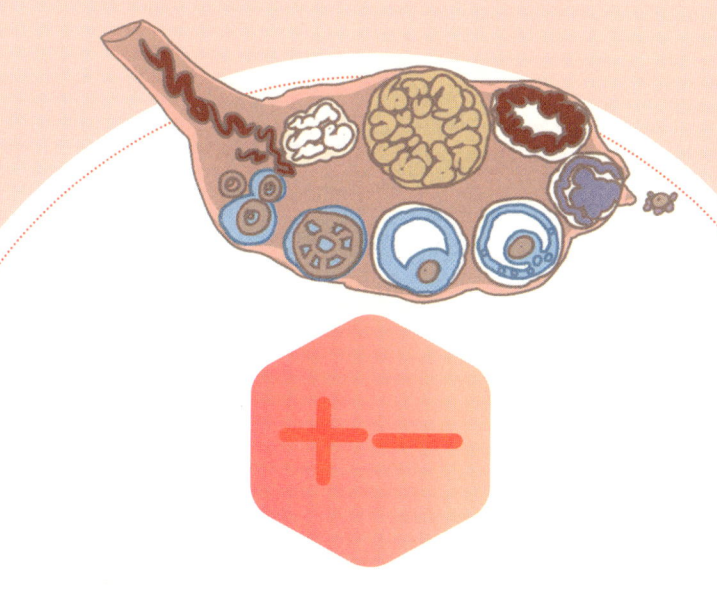

卵巢其他疾病：不可忽视的警示

十一

十一　卵巢其他疾病：不可忽视的警示

（一）卵巢也能"怀孕"？揭秘卵巢妊娠

小丽："医生，我的彩超报告上面写的卵巢妊娠待排，卵巢上怎么会妊娠呢？是不是搞错了啊？"。

医生："小丽，你的月经期推迟了，人绒毛膜促性腺激素水平升高，轻微下腹痛，再结合超声检查，卵巢妊娠的可能性是比较大的，这是一种异位妊娠。"

小丽："不可能，异位妊娠不就是宫外孕吗？不是指的在输卵管上妊娠吗？怎么可能在卵巢上？"

1. 宫外孕就是输卵管妊娠吗？

不是！

异位妊娠就是我们俗称的"宫外孕"，指受精卵着床在除子宫体腔以外的地方，包括宫颈、宫角、输卵管、卵巢、腹膜、脾脏、肝脏等。其中输卵管妊娠占异位妊娠的95%，其他部位妊娠占5%。卵巢妊娠就是少见部位之一，在异位妊娠中占比为0.15%～3.00%。

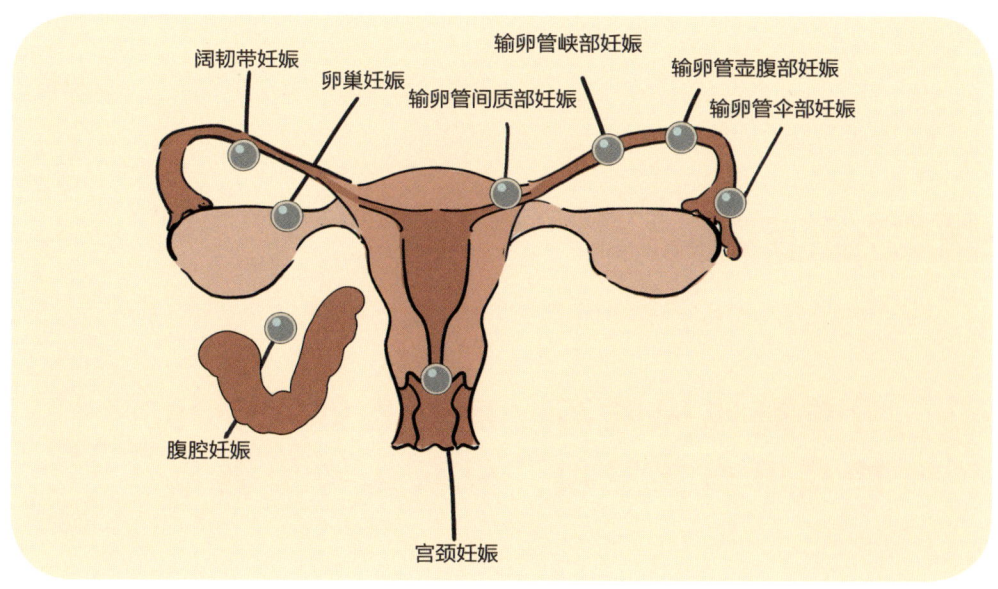

图36　异位妊娠

2. 什么情况容易发生卵巢妊娠呢？

卵巢妊娠的危险因素包括输卵管炎症、输卵管妊娠史或手术史、输卵管发育不良或功能异常、辅助生殖技术、子宫内膜异位症等，这些因素都可能导致卵巢妊娠。

3. 卵巢妊娠有什么临床表现呢？

输卵管妊娠的临床表现，卵巢妊娠都可能出现，具体包括以下方面。

（1）停经。大多有6～8周停经史。

（2）不规则阴道出血。卵巢妊娠的女性，胚胎着床位置异常，血清中雌激素、孕激素水平比正常妊娠低，且可能波动大，导致子宫内膜缺乏稳定、足够的激素支撑，容易发生脱落出血。有部分女性会把不规则阴道出血误认为月经。

（2）腹痛。腹腔内出血、卵巢妊娠包块破裂会刺激腹膜，出现腹痛。

（4）出血性休克。卵巢妊娠一旦发生破裂，盆腹腔会大量出血，甚至发生失血性休克，危及生命。

（5）人绒毛膜促性腺激素水平升高。凡是妊娠状态，人绒毛膜促性腺激素水平都会上升，但是与正常妊娠比较，卵巢妊娠的上升值偏低，且增长幅度慢，可能不会出现2～3天翻倍上升的情况。但是也有卵巢妊娠出现人绒毛膜性腺激素水平正常翻倍的情况。

（6）超声发现卵巢上异常回声。超声检查发现卵巢内见妊娠囊结构，妊娠囊内还可能存在卵黄囊及胚胎，或仅呈不均质回声团块。

4. 卵巢妊娠怎样治疗呢？

一旦怀疑卵巢妊娠，必须及时手术治疗。手术中尽量保留正常卵巢组织。

异位妊娠风险高，腹腔各处可中招。
腹痛出血莫忽视，就医治疗要趁早。

参考文献

[1] 谢幸，孔北华，段涛.妇产科学［M］.9版.北京：人民卫生出版社，2018.

[2] 钱美娟，林燕，朱轶，等.β-hCG联合阴道超声诊断异位妊娠临床价值及检出影响因素［J］.中国计划生育学杂志，2024，32（1）：150-153.

[3] 韩庆华.经阴道彩色多普勒超声检查对异位妊娠诊断效果分析与探究［J/OL］.实用妇科内分泌电子杂志，2024，11（9）：75-77.

[4] Bharti S, Sharma M, Malik N, et al. Primary ovarian pregnancy: a case report with a review of the literature［J］. Cureus, 2024, 16（3）: e56688.

[5] He J, Sun W, Chen H, et al. Intact ovarian pregnancy［J］. Br J Hosp Med（Lond）, 2022, 83（2）: 1.

（孔旭梅　余孛）

（二）卵巢囊肿蒂扭转：卵巢的杀手

小美："妈妈！我肚子突然好痛啊，刚刚就跳了一会儿皮筋。哎呀！痛得受不了了！"

小美妈妈立刻带着小美来到医院，医生诊断为卵巢囊肿蒂扭转。

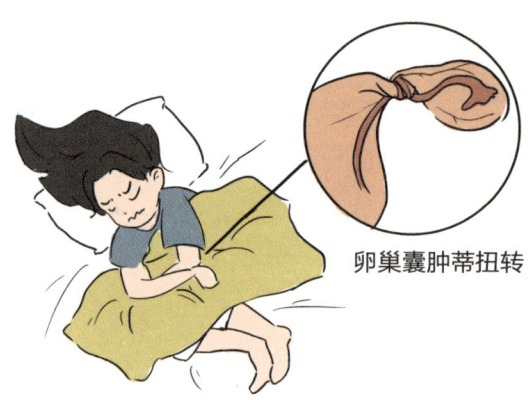

图37　卵巢囊肿蒂扭转

1. 什么是卵巢囊肿蒂扭转呢？

卵巢囊肿蒂扭转在卵巢囊肿患者中的发生率约为10%，是一种妇科急腹症，指卵巢囊肿蒂部完全或部分扭转，蒂部的血管也随之扭转，进而发生卵巢缺血、坏死，并且可能继发卵巢破裂、出血。双侧卵巢均可能发生囊肿蒂扭转，但以右侧多见。任何年龄女性都可以发生，育龄女性发生风险最高，其次为青少年及儿童。

2. 为什么会发生卵巢囊肿蒂扭转呢？

原因很多，包括突然的体位改变、剧烈运动、近期促排卵、妊娠早期等。直径4～5cm的卵巢囊肿较容易发生蒂扭转。

3. 怎么诊断卵巢囊肿蒂扭转呢？

出现这些情况，考虑发生了卵巢囊肿蒂扭转。

（1）下腹部疼痛：是最常见的症状，突发一侧下腹部剧烈疼痛，体位改变时可

十一　卵巢其他疾病：不可忽视的警示

能疼痛加重。

（2）胃肠道症状：恶心、呕吐。

（3）发热：扭转后卵巢发生缺血、坏死、感染，可能出现发热，体温多高于38℃。

（4）低血压、休克等。

4. 卵巢囊肿蒂扭转该怎么治疗？

一旦怀疑卵巢囊肿蒂扭转，应立即手术治疗。若扭转时间短，卵巢还未发生缺血性坏死，可保留卵巢，行扭转复位及囊肿剥除术，尽早恢复卵巢及输卵管的血供，最大限度保留卵巢组织和卵巢功能。若扭转时间长，且卵巢和输卵管已出现严重缺血性坏死，则需将囊肿及患侧附件一并切除。

医生及时给小美做了手术，保住了卵巢，真是有惊无险啊！

囊肿本是小事情，扭转剧痛要人命。
缺血坏死恐不孕，立即就医保生育。

参考文献

[1] 黄珊珊. 阴道彩色多普勒超声诊断卵巢囊肿蒂扭转的临床价值[J]. 现代医用影像学, 2024, 33（4）: 731-733, 737.

[2] Dawood M T, Naik M, Bharwani N, et al. Adnexal torsion: review of radiologic appearances[J]. Radiographics, 2021, 41（2）: 609-624.

[3] Bottomley C, Bourne T. Diagnosis and management of ovarian cyst accidents[J]. Best Pract Res Clin Obstet Gynaecol, 2009, 23（5）: 711-724.

[4] 中国医师协会妇产科医师分会妇科肿瘤学组. 卵巢囊肿诊治中国专家共识（2022年版）[J]. 中国实用妇科与产科杂志, 2022, 38（8）: 814-819.

（黄天红　余孛）

（三）黄体破裂：运动中的隐形风险

一个月黑风高的夜晚，小美被丈夫扶着来到急诊科："医生，我肚子好痛，都怪我老公动作太大，我们那个啥之后，我就开始肚子痛了，好痛啊！"

医生检查后发现是黄体破裂。

1. 什么是黄体破裂？

黄体是排卵后卵泡形成的内分泌腺体。黄体能够分泌雌激素、孕激素，维持子宫内膜分泌期状态，为胚胎着床做好准备。

在腹部压力冲击（性生活、剧烈运动等）作用下，黄体内的小血管破裂、出血，导致黄体内部压力增大，引起黄体破裂、腹腔出血，严重时危及生命。黄体破裂的发生率为3%左右。

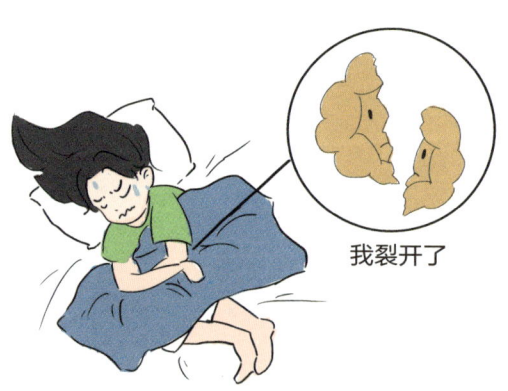

图38　黄体破裂

2. 怎样尽早发现黄体破裂呢？

如果出现以下表现，要警惕可能发生了黄体破裂。

（1）小腹隐痛或不适感，或者突发的剧烈腹痛。一般在性生活、剧烈运动后出现。

（2）肛门坠胀、恶心、呕吐、阴道出血等。

（3）休克，包括脉搏增快、血压下降、头晕、乏力等。

（4）超声检查发现附件区包块，周围可见血流信号、盆腔积液等。

3. 黄体破裂一定要做手术吗？

那可不一定，要根据具体情况选择治疗方法。

生命体征平稳，症状轻微，无明显腹腔出血，可采用保守治疗，如卧床休息、止血、抗感染等。如症状严重，出现休克、明显腹腔出血，则需要紧急手术止血，修补卵巢黄体。

只要及时治疗，黄体破裂的预后是良好的。

4. 怎么才能预防黄体破裂呢？

避免剧烈运动和过度劳累，性生活时避免过于粗暴的行为，减少对卵巢的冲击。

医生检查了小美的情况，她的生命体征平稳，下腹压痛轻微，超声提示盆腔积液3cm，综合考虑后建议小美采用保守治疗。在医生的精准治疗下，小美没有进行手术，保守治疗成功，平安出院。

小小黄体作用大，月经怀孕不能差。
破裂出血会剧痛，速到医院守护它。

参考文献

[1] 赵丽丽, 李华, 陈伟. 卵巢黄体破裂的临床特点及误诊分析[J]. 中华急诊医学杂志, 2019, 28（1）: 73-75.

[2] 王明, 张静. 腹腔镜手术治疗卵巢黄体破裂的临床效果观察[J/OL]. 实用妇科内分泌杂志（电子版）, 2020, 7（25）: 151-152.

[3] Katakura M, Suzuki Y, Namihira T, et al. Ruptured corpus luteum with hemoperitoneum in early pregnancy[J]. J Minim Invasive Gynecol, 2023, 30（2）: 83-84.

[4] 林海, 王晓. 卵巢黄体破裂的急诊处理策略 [J]. 急诊医学, 2023, 24 (1): 47-49.

[5] Yang H, Wang R, Zhao L, et al. Diagnosis and analysis of transabdominal and intracavitary ultrasound in gynecological acute abdomen [J]. Comput Math Methods Med, 2022, 2022: 9896052.

（黄天红　余孛）

中英文名词对照表

中文名词	英文名词	英文缩写
抗米勒管激素	anti-Müllerian hormone	AMH
双酚A	bisphenol A	BPA
卵泡刺激素	follicle-stimulating hormone	FSH
早发性卵巢功能不全	premature ovarian insufficiency	POI
格拉夫卵泡	Graafian follicle	—
诱导排卵	ovulation induction	OI
促黄体生成素	luteinizing hormone	LH
体外受精-胚胎移植	*in vitro* fertilization and embryo transfer	IVF-ET
人绒毛膜促性腺激素	human chorionic gonadotropin	hCG
卵巢过度刺激综合征	ovarian hyperstimulation syndrome	OHSS
催乳素	prolactin	PRL
雌二醇	estradiol	E_2
孕激素	progesterone	P
睾酮	testosterone	T
抑制素B	inhibin B	INHB
多囊卵巢综合征	polycystic ovary syndrome	PCOS
胰岛素抵抗	insulin resistance	IR
糖耐量受损	impaired glucose tolerance	IGT
体重指数	body mass index	BMI
卵巢储备功能减退	decreased ovarian reserve	DOR

中文名词	英文名词	英文缩写
卵巢低反应	poor ovarian response	POR
欧洲人类生殖和胚胎学学会	European Society of Human Reproduction and Embryology	ESHRE
美国生殖医学会	American Society for Reproductive Medicine	ASRM
卵巢功能早衰	premature ovarian failure	POF
卵泡未破裂黄素化综合征	luteinized unruptured follicle syndrome	LUFS
下丘脑-垂体-卵巢轴	hypothalamic-pituitary-ovarian axis	HPOA
促性腺激素释放激素	gonadotropin-releasing hormone	GnRH
卵巢子宫内膜异位囊肿	ovarian endometrioma	—
围绝经期	perimenopausal period	—
米勒管发育不全综合征	Mayer-Rokitansky-Küster-Hauser syndrome	MRKHS
亚洲人骨质疏松自我筛查工具	osteoporosis self-assessment tool for Asians	OSTA
特纳综合征	Turner syndrome	TS
脆性X综合征	fragile X syndrome	FXS
卵冠丘复合体	oocyte-coronacumulus complex	OCCC
甲胎蛋白	α-fetoprotein	AFP